FILOSOFIA DE BEM VIVER

MÁRCIA DE LUCA LÚCIA BARROS

FILOSOFIA DE BEM VIVER

COMO MUDAR A VIDA SEM MUDAR DE VIDA

FONTANAR

O selo Fontanar foi licenciado para a Editora Schwarcz S.A.

Grafia atualizada segundo o Acordo Ortográfico da Língua Portuguesa de 1990, que entrou em vigor no Brasil em 2009.

CAPA Joana Figueiredo

ILUSTRAÇÕES Erika Onodera

FOTOGRAFIAS © Office Masaru Emoto, LLC (p. 179), Flor de Lótus - Estúdio de Criação (p. 202)

PREPARAÇÃO Graziela Marcolin

REVISÃO Huendel Viana, Carmen T. S. Costa

Dados Internacionais de Catalogação na Publicação (CIP)
(Câmara Brasileira do Livro, SP, Brasil)

Luca, Márcia De
Filosofia de bem viver : como mudar a vida sem mudar de vida / Márcia De Luca, Lúcia Barros. — 1ª ed. — São Paulo : Fontanar, 2015.

ISBN 978-85-390-0682-3

1. Alimentos 2. Estilo de vida 3. Hábitos alimentares 4. Qualidade de vida 5. Saúde – Promoção I. Barros, Lúcia. II. Título.

15-02610 CDD-613

Índice para catálogo sistemático:
1. Saúde : Promoção : Qualidade de vida : Ciências médicas 613

[2015]

EDITORA SCHWARCZ S.A.
Rua Bandeira Paulista, 702, cj. 32
04532-002 — São Paulo — SP
Telefone: (11) 3707-3500
Fax: (11) 3707-3501

A minhas filhas e genros tão amados, Ana Paula e Cristiano;
Ana Luisa e Ricardo; a meus netos queridos, Livia, João Pedro,
Isabela e Henrique, que são a razão e a inspiração do meu viver.
Márcia De Luca

A minhas filhas e meu marido amados, Laura, Rachel e Richard,
que a cada dia me inspiram a me tornar uma versão
melhor de mim mesma.
Lúcia Barros

Sumário

Introdução

Somos todos feitos para viver muitos e muitos anos de boa vida, sem precisar enfrentar a temida decadência física. Essa é uma das premissas do *Ayurveda*— do sânscrito "ayur", vida, e "veda", conhecimento —, a tradicional medicina indiana e o mais antigo sistema de cura do mundo, também chamado de ciência da longevidade.

Hoje, as pessoas estão vivendo mais do que viviam há algumas décadas, por causa sobretudo das conquistas do saneamento básico e dos avanços da medicina. Nos anos 1950, a expectativa de vida do brasileiro era de, em média, 43 anos. Atualmente, já está nos 73 anos, e continua a aumentar. Contudo, ter mais anos de vida não significa ter qualidade de vida. Vem crescendo, por exemplo, a incidência de doenças crônicas, como diabetes, Alzheimer e Parkinson.

Se não podemos escapar do envelhecimento, que tal assumir o controle daquilo que podemos gerir e começar a viver melhor hoje, semeando, ao mesmo tempo, amanhãs mais saudáveis e felizes? A idade cronológica está além do nosso controle, mas podemos atuar sobre a nossa idade biológica, escolhendo desde já como vamos envelhecer. Eis o objetivo do *Ayurveda*: não apenas acrescentar anos à nossa vida, mas acrescentar vida aos nossos anos. Tudo de forma prática, barata e sustentável — em uma palavra: inteligente.

O sistema de bem-estar que apresentamos neste livro foi primeiramente registrado nos Vedas, grande enciclopédia indiana datada de mais de 6 mil anos e que reúne todo o conhecimento da época sobre filosofia, psicologia, ioga, astrologia e outras áreas, além da medicina. Suas verdades universais e atemporais nos ensinam a encarar o ser humano como um conjunto de corpo, mente e espírito, e defendem a prevenção de males por meio da adoção de hábitos saudáveis no dia a dia. A saúde ou a falta dela é resultado das nossas ações rotineiras, bem como de nossos sentimentos, pensamentos e relacionamentos. Afinal, saúde não é apenas a ausência de doença, mas o estado de completo bem-estar físico, mental, emocional e social, como define a Organização Mundial da Saúde.

Para chegar a esse equilíbrio, a ciência da longevidade adota dois pilares: a integração da pessoa com os ritmos da natureza (afinal, somos parte dela) e a observação da teoria dos opostos, segundo a qual devemos compensar tudo o que temos em excesso ou em falta em nossa fisiologia. Por exemplo, pessoas às quais o movimento incessante é inerente precisam criar momentos de aquietamento em sua rotina, enquanto pessoas muito sedentárias precisam buscar situações de atividade.

Nossa proposta é tão simples quanto ousada: mudar de vida sem precisar mudar a vida. E, sim, isso é possível: um passo de cada vez, e a cada vez um pouco mais. O primeiro passo é a leitura, a absorção do conhecimento teórico. Em paralelo, é preciso ir mexendo nos hábitos, afinal, se não for colocado em prática, qualquer conhecimento teórico se torna arquivo morto. Para ajudar na mudança de hábitos apresentamos algumas das pesquisas mais recentes sobre o assunto, ao mesmo tempo que aceitamos um lema milenar: ir devagar e sempre. E conforme você vir seus níveis de energia aumentarem, o estresse diminuir e a alegria sobrevir, o processo todo se autoalimentará, e grandes ganhos poderão ser conquistados em pouco tempo e sem muito esforço. Um dos ensinamentos do *Ayurveda* é exatamente este: quando nos conectamos ao fluxo natural, progredimos no caminho que queremos de forma quase espontânea.

Para traçar esse caminho de bem-aventurança é preciso:

- direcionar sua atenção e seu esforço no sentido de conquistar seus objetivos;

- ter disciplina e dedicação (sem excesso, lembre-se que é possível se esforçar menos e ter mais resultado);
- dar tempo ao tempo. Você já ouviu falar que nossas células têm memória? Sim: cada ação gera nelas uma memória, que se fortalece com o hábito, favorecendo a repetição dessa ação.

Neste mundo de forma e matéria, não vamos a lugar nenhum sem saúde! Você merece ter saúde, e pode tê-la. Nosso convite: cuidar do corpo físico e ir além dele, transcender mente e ego, e atingir o campo da pura potencialidade, onde é possível criar uma vida repleta de paz, harmonia, alegria e amor. Essa não é uma conversa esotérica, mas científica: conceitos da física quântica mostram a ligação entre o plano físico e o energético. Portanto, não há mágica em tratar a matéria no plano energético. A ciência da longevidade cuida do corpo e da alma para gerar saúde e qualidade de vida.

Depois de experimentar os conceitos do *Ayurveda*, lembre-se de compartilhar a informação com seus familiares, amigos, conhecidos. Assim, contribuímos para formar um grupo cada vez maior de pessoas comprometidas com a autotransformação e com a criação de um mundo melhor.

Bem-vindo aos seus próximos muitos anos de vida saudável e feliz!

PARTE I

PARA O CORPO

1. Os fundamentos da saúde

Somos parte integrante da natureza e sabemos disso, claro, mas vivemos como se não fôssemos. Inspire fundo: o ar que entra agora nos seus pulmões e que alimenta cada uma de suas células estava, há um segundo, no ambiente. Ao expirar, você devolve ar para o ambiente, também alimentando-o. Com o quê? Com os seus pensamentos, emoções, sonhos, medos, desejos... Essa é uma troca permanente, que independe da nossa vontade.

A natureza é regida por ciclos: as estações do ano, as fases da lua, as marés, a sucessão de dias e noites, entre tantos outros. Nosso organismo, como parte do universo, também obedece a ciclos naturais. Temos os horários de descanso e atividade, os momentos de fome e saciedade, sentimos frio no inverno e calor no verão. Nas sociedades primitivas, os seres humanos reconheciam sua conexão com a natureza. Na nossa atual organização social, entretanto, houve uma ruptura. Pense, por exemplo, no uso de velas e, depois, na invenção da luz elétrica — conquistas que nos deram a possibilidade de iluminar a escuridão da noite e também de trocar as horas de sono por atividades as mais variadas. A invenção da roda e seu uso nos meios de transporte nos permitiu parar de usar as pernas para nos deslocar. O controle remoto nos desobrigou de andar até os aparelhos de som e televisores para ajustar o volume ou trocar de canal. A cultura digital nos oferece uma quantidade de informação muito maior do que aquela que podemos efetivamente processar. Todas essas criações espetaculares do ser humano foram moldando um mundo no qual os ciclos naturais nos influenciam cada vez menos, substituídos pela nossa vontade.

Essa desarmonia com os ciclos naturais prejudica nossa saúde e nosso bem-estar. Segundo o *Ayurveda*, o mais antigo sistema de cura do mundo, surgido na Índia há mais de 6 mil anos, nossa saúde depende de estarmos conectados com os ritmos da natureza. O que isso significa, na prática? Muita coisa! Por exemplo, que a maior refeição do dia deve ser o almoço, quando o Sol está no ponto mais alto do céu e nosso fogo digestivo, necessário para metabolizar o alimento, está mais forte. Isso não é uma coincidência, mas uma amostra da organização do universo e de como nosso organismo obedece aos ciclos naturais.

AS ESTAÇÕES DA VIDA

Em seu poema "Desenho", Cecília Meireles escreve: "Aprendi com as primaveras a deixar-me cortar e a voltar sempre inteira".[1] Como a poeta carioca, todos temos muito a aprender com as estações do ano, pois as fases da nossa vida podem ser comparadas a elas. Na tradição védica, ao longo das estações da vida vamos atingindo metas e selando compromissos que nos levam ao ideal espiritual supremo.

Brahmacharya é a etapa de estudante, que vai do nascimento até os 25 anos, aproximadamente. Equivale à primavera, quando a natureza pulsa, repleta da mais pura energia da vida ainda nova. O brotar e florescer das plantas é como o das crianças, em cada uma existe a promessa e o potencial de um desenvolvimento pleno e feliz. Cada flor é única e diferente de todas as outras, exatamente como nós. O *Ayurveda* enfatiza o respeito à individualidade, necessário para que o potencial se transforme em realização.

Essa realização ocorre no verão, a segunda fase, chamada *grihasta*. Na natureza, o Sol está em seu pico, elevando as temperaturas. Na nossa vida, o fogo também está no auge, colocando-nos para trabalhar a todo vapor, a fim de construir um caminho profissional de sucesso, uma família feliz e um corpo forte. Para as mulheres, esse é o momento de maior beleza e sensualidade, no qual elas encantam os homens e, assim, garantem a procriação e a perpetuação da espécie.

Segue-se o outono, época de recolhimento para a natureza. As temperaturas ficam mais amenas, as folhas caem. Para nós, esse período se anuncia com a chegada dos sessenta anos — nos caem os cabelos e a pele fica mais flácida. É a entrada na terceira fase, *vanaprashta*, caracterizada pela busca de metas superiores, como o estudo e a vivência da espiritualidade. Literalmente, *vanaprashta* significa "o morador da floresta" e representa o momento de transferir as responsabilidades mundanas (de administração dos bens familiares e da própria vida familiar e social) para a próxima geração, liberando assim tempo e energia, que agora podem ser dedicados a um trabalho voltado para a comunidade e para a autorrealização espiritual. Conforme envelhecemos, a beleza física se transforma porque não há mais necessidade de procriar. O universo é sábio. A sexualidade física é então substituída pelo que chamamos de sexualidade cósmica: nossa capacidade de enfim aprofundar o conhecimento adquirido durante os anos de experiência, tornando-o sabedoria. Da mesma maneira que a natureza se aquieta no outono, podemos fazer o mesmo nessa fase, empreendendo uma viagem de introspecção. A ideia aqui é entrar em contato com o âmago do nosso ser, agora sábio e poderoso.

E então chega o inverno, o frio, muitos animais hibernam, a energia se torna mais escassa. As cores do outono dão lugar, nos países onde há neve, ao cenário branco como os nossos cabelos. Essa fase tem o nome de *samnyasa*, palavra que significa "renúncia total das atividades cotidianas". O foco passa a ser a autorrealização. É uma fase de aprofundamento da introspecção, não ligada a uma idade específica, mas a um comportamento, que pode ou não ser adotado em algum momento durante a quarta fase da nossa existência. Quem viveu até aqui uma vida boa tem pela frente anos de emoções equilibradas, com o sentimento de missão cumprida. Nas tradições antigas, as mulheres e os homens nessa fase eram respeitados por sua sabedoria, poder de cura e de aconselhamento.

Vemos as estações do ano com tranquilidade e em geral reconhecemos a beleza de cada uma. A passagem de uma para a outra é encarada como uma transformação espontânea, comparável à nossa respiração: a inspiração surge como consequência da expiração e vice-versa, tudo em um fluxo tranquilo. Mas não nutrimos essa mesma atitude em relação às estações da nossa vida. Somos uma sociedade obcecada pela juventude.

Desde o último quarto do século XIX houve várias tentativas de imaginar e definir o status do jovem. Mas foi após a Segunda Guerra Mundial que o adolescente passou a ser compreendido como consumidor e, consequentemente, a propaganda colocou seu foco nesse público e todos começaram a desejar ser jovens. Na mídia, a beleza ganhou uma única tradução: pessoas entre os vinte e os trinta e poucos anos, de pele lisa, sem rugas nem gorduras. E daí, quanto sofrimento, quanta cobrança, quanta insatisfação são gerados quando o espelho não nos devolve mais essa imagem idealizada!

A ansiedade e as aflições causadas por esse descompasso com "o ideal" desequilibram mentes e emoções, arruínam relacionamentos e têm impacto na vida profissional. É preciso ter muita atenção e determinação para não cair nessa armadilha. Isso porque os seres humanos apresentam um tipo de comportamento que pode ser comparado ao do rebanho: se um vai, os outros seguem. Para se entender a força desse instinto, veja o que aconteceu em 2005, na cidade de Gevas, no leste da Turquia: uma ovelha despencou de um precipício e, na sequência, 1500 ovelhas seguiram aquela primeira, caindo também.

De novo lembrando Cecília Meireles, "A primavera chegará, mesmo que ninguém mais saiba seu nome, nem acredite no calendário, nem possua jardim para recebê-la".[2] Assim é nossa conexão com a natureza: independe de tudo. Mas o melhor é que possamos reconhecê-la e, então, viver de forma mais fácil, mais leve, mais gostosa e muito mais saudável.

Assumir a responsabilidade pela qualidade dos nossos próximos anos de vida é nossa obrigação — em relação a nós mesmos, às pessoas que dependem diretamente de nós e ainda ao planeta como um todo. Isso porque a energia de cada pessoa, planta, animal, mineral se conecta numa única rede, e cada elo influencia a cadeia toda.

Não importa quantos anos você tenha agora, se até hoje foi sedentário, se cultivou ou cultiva outros hábitos nocivos. Importa a conscientização e a decisão de mudar. É claro que quanto mais cedo adotamos hábitos saudáveis, melhor. Mas é claro também que, a qualquer tempo, os benefícios aparecerão, como vários estudos têm comprovado. Segundo o "Estudo de envelhecimento próspero" da Fundação MacArthur, o exercício físico é a peça central do bom envelhecimento, "a coisa mais importante que um idoso pode fazer para manter a saúde".[3] Uma das belezas do *Ayurveda* é o fato de seus princípios serem fáceis de seguir. Assim, não é preciso mudar de vida para começar a se cuidar melhor. Mas é necessário, isso sim, ter um compromisso diário e dedicação. A partir daí, é só dar tempo ao tempo para ver as mudanças positivas.

Vamos começar, então, abraçando a passagem do tempo como nossa aliada. Afinal, só vamos passar pelas quatro estações da vida se tivermos a sorte de viver muitos anos. O *Ayurveda* revela como explorar melhor nossas características individuais durante todo esse período, o que resulta em mais felicidade, paz, harmonia e alegria — e também em uma saúde melhor. É assim que enxergamos nossa verdadeira essência, nosso potencial maior, e entramos em contato com as infinitas possibilidades de crescimento à nossa frente. Dessa maneira, se cada um reconhecer e assumir o seu dom, perpetuando a diversidade que dá vida às nossas vidas, vamos em direção à melhor versão de nós mesmos.

OS ELEMENTOS-CHAVE DA SAÚDE

A saúde vai muito além da ausência de doenças: é o estado de completo bem-estar físico, mental, emocional e social, como define a Organização Mundial da Saúde. O *Ayurveda* ensina que os desequilíbrios bioquímicos são o segundo estágio das doenças. Seu início está numa alteração de consciência, no momento em que abandonamos a autorreferência e adotamos a referência externa.

Ao nos identificarmos com qualquer imagem exterior — seja uma pessoa, um evento, uma coisa — nos distanciamos de nossa verdadeira identidade. Começa aí o processo que em algum momento se manifestará como doença física. Todos os dias somos bombardeados por mensagens que nos dizem para comprar o carro X, o biscoito Y, a viagem Z... Tudo vendido como se aqueles objetos ou experiências pudessem nos fazer felizes. E eles podem mesmo — por alguns segundos, horas, dias. Mas é só. Em seguida estaremos de novo buscando preencher um vazio.

Pesquisas científicas sobre a felicidade já nos explicam por que aquilo que é material não pode nos oferecer uma satisfação duradoura: trata-se da chamada adaptação hedonista. Em outras palavras, os seres humanos se acostumam muito depressa com as experiências positivas, e logo em seguida querem algo mais. Essa característica é fundamental para o progresso: é o que nos faz ir adiante, inventar, criar. Mas é também o que nos torna eternos insatisfeitos. Ou seja, o prazer oferecido pelo mundo lá fora é sempre efêmero, como é o próprio mundo. Impossível, portanto, buscar aí a felicidade perene.

Segundo o *Ayurveda*, é impossível identificar-se com esse mundo e manter-se saudável, porque quem se identifica com o provisório esquece que sua verdadeira identidade é eterna. Quem se identifica com a parte não percebe que seu verdadeiro eu compõe uma unidade com o todo.

Por isso a escolha de um objeto como ponto de referência é entendida pela medicina tradicional indiana como a fonte primordial de qualquer doença. Quando a memória do todo se perde, o mal começa. A cura passa fundamentalmente pela recuperação dessa memória, no nível físico, emocional, intelectual e espiritual.

Há quatro elementos-chave para a nossa saúde:

- a boa digestão (em sânscrito, *agni* forte);
- o controle das toxinas (em sânscrito, *ama*);
- os canais circulatórios livres (em sânscrito, *srotas*);
- o fortalecimento da seiva da vida (em sânscrito, *ojas*).

O PODER DA DIGESTÃO

A saúde depende de nossa habilidade para metabolizar todo o material recebido do ambiente. Nossos órgãos receptores desse material são os cinco sentidos. E aquilo que captamos por meio deles nos causa emoções, que podem ser positivas ou negativas.

O poder que metaboliza tudo isso é *agni*, o fogo digestivo. Os textos ayurvédicos ensinam que quando *agni* é forte podemos converter veneno em néctar. Da mesma forma, quando o poder digestivo é fraco, podemos acabar convertendo néctar em veneno. Pense numa lareira: se as chamas crepitam altivas, pode-se jogar ali um pedaço de madeira úmida e ainda assim o fogo tratará de queimá-la. Mas se as chamas estiverem quase se apagando, essa madeira pouco inflamável acabará de vez com o fogo que restava, gerando muita fumaça e nenhum calor.

Um *agni* elevado metaboliza os barulhos a que estamos expostos e que são mais altos do que podemos suportar, o ar poluído que respiramos nas grandes cidades, o alimento com agrotóxico que comemos, e também as emoções negativas. O fogo digestivo ainda é responsável pela formação dos tecidos no corpo: quando forte, cria células saudáveis. Do contrário, cria tecidos frágeis, mais vulneráveis às doenças causadas pelo acúmulo de toxinas (*ama*).

Quando temos *agni* elevado os sinais são:

- pele e olhos brilhantes;
- boa digestão, sem prisão de ventre nem diarreia;
- capacidade para comer e digerir todo e qualquer alimento;
- urina clara;
- fezes normais, sem cheiro forte.

Em contrapartida, se houver acúmulo de *ama* os sintomas são:

- pele e olhos opacos;
- gosto ruim na boca com língua coberta por uma camada de toxinas;
- mau hálito;

- urina escura;
- digestão fraca, com prisão de ventre crônica ou diarreia;
- perda de apetite;
- dor nas juntas.

AS TOXINAS ATACAM

Gerada quando *agni* se enfraquece e nosso processo metabólico se torna deficiente, *ama* é todo resíduo tóxico que permanece em nosso organismo. Essa substância polui nosso sistema vital, bloqueando o fluxo natural e espontâneo de informação e inteligência. Essa é a base de toda doença.

Quando acumulamos *ama*, sentimos apatia, falta de energia e nossa imunidade sofre uma queda, abrindo as portas para diferentes bactérias e vírus. No começo, isso tende a gerar um resfriado aqui, uma gripe ali. Mas, com o tempo, surgem males mais sérios.

Agora pense na sociedade em que vivemos: ar poluído, alimentos cheios de agrotóxicos e antibióticos, barulho excessivo, violência, medo... Tudo isso se torna resíduo tóxico se não estivermos com *agni* muito forte para conseguir processar essa carga pesada. Por exemplo, a cada vez que ligamos a TV e assistimos a uma notícia ruim, nosso organismo precisa digerir essa informação. Então, fortalecer *agni* deve ser uma prioridade para todos.

A SEIVA DA VIDA

Assim como precisamos fortalecer *agni*, é fundamental fortalecer a própria seiva da vida. Esse é um conceito da tradição védica nem sempre bem compreendido no Ocidente. O que essa sabedoria milenar nos ensina é que, ao nascermos, trazemos no coração uma substância sutil, *ojas*, que aumenta ou diminui de acordo com nossos pensamentos, atos e palavras. Se são de amor, compaixão e apreciação, criamos mais *ojas*, a seiva da vida. Se são de ressentimento, raiva ou medo, *ojas* diminui.

É muito difícil estabelecer uma base física para *ojas* porque essa substância vibra em um domínio entre a mente e o corpo. Alguns estudiosos védicos sugeriram que *ojas* talvez represente algum neurotransmissor fundamental, como a serotonina ou a endorfina, ambos ligados ao sentimento de bem-estar. Seja como for, essa definição fisiológica não importa para quem quer adotar os ensinamentos do *Ayurveda* em sua vida. Basta aceitar que essa substância existe, e que sabemos como multiplicá-la e como destruí-la. A escolha é de cada um.

Quando temos bastante *ojas* circulando em nosso organismo, estamos com nosso sistema imunológico em perfeito funcionamento, nos protegendo de todas as doenças. Portanto, os desafios do meio-ambiente não devem ser o ponto central quando pensamos em manter e melhorar a saúde — e sim o estado de *ojas* e de *agni* em nosso corpo. A referência, como vimos antes, não está fora, mas dentro de nós — o que é ótimo, porque ganhamos um maior controle sobre o nosso destino.

OS CANAIS DA VIDA

Esse é mais um conceito védico pouco compreendido: os canais (chamados *srotas* em sânscrito) por onde circula a seiva da vida, alimentando as células. Quando eles estão saudáveis, *ojas* circula livremente; conforme acumulamos *ama*, os canais vão sendo bloqueados, e nossas células vão ficando sem a seiva da vida.

Há treze *srotas* principais: três correspondem ao trato respiratório, trato digestivo e sistema circulatório; sete conduzem a soma de energia e informação que cria todos os tecidos do corpo; e os três restantes expelem suor, fezes e urina. As mulheres têm dois canais adicionais, que transportam o fluxo menstrual e o leite materno.

Do ponto de vista puramente fisiológico, a medicina ocidental reconhece que os bloqueios na circulação causam doenças. Urologistas se preocupam com a obstrução do trato urinário, que pode ser causada pelo inchaço das glândulas da próstata ou pedras na uretra; otorrinolaringologistas cuidam dos problemas causados pelo bloqueio que gera a sinusite; cardiologistas estão constantemente procurando identificar e remover obstrução das artérias do coração... Saúde requer circulação desobstruída, bloqueios são sinônimo de doença.

Ainda assim, não devemos pensar em *srotas* como estruturas anatômicas, e sim como leitos de rios de inteligência universal, que, em última análise, formam tudo o que existe.

OS SEIS ESTÁGIOS DA DOENÇA

Segundo o *Ayurveda*, um mal já está em estágio avançado quando seus sintomas aparecem no corpo físico. Os três primeiros estágios de toda doença não se manifestam fisicamente, e sim no nível da consciência.

Acúmulo: como resultado de escolhas incorretas, começamos a acumular *ama* em nosso organismo. A causa do desequilíbrio pode estar em ambientes, alimentos ou relacionamentos tóxicos, por exemplo.

Agravamento: se o acúmulo de toxinas progride, o organismo começa a ter suas funções energéticas distorcidas, ainda num nível sutil.

Disseminação: o desequilíbrio se alastra e a pessoa passa a ter sinais genéricos de que algo está errado, como fadiga ou desconforto generalizado.

Localização: o desequilíbrio se manifesta em alguma área específica de nosso corpo. A área escolhida é propensa a acolher um mal, seja por trauma ou por herança genética.

Manifestação: se o processo continua, uma disfunção se evidencia, como uma artrite, angina ou infecção.

Erupção: totalmente instalada, a doença se manifesta plenamente.

Um exemplo prático: uma pessoa acostumada a se alimentar de junk food (como cheeseburgers e sorvetes) ignora os sinais de má digestão de seu organismo dia após dia. Começa o acúmulo de toxinas, que se agravará com o aumento do colesterol, um processo lento, que leva anos. No estágio da localização, o excesso de colesterol passa a ser depositado nas artérias. Um dia, a pessoa vai ao médico com uma queixa: sente eventuais dores no peito quando se exercita. Se o processo continuar, ela será candidata a um ataque do coração.

Estresse crônico, má digestão, má eliminação, sono conturbado... Todos esses sinais de alerta que nosso corpo nos oferece, se não forem ouvidos, com o tempo geram doenças. As sementes de um mal são sempre plantadas lá atrás. Daí a importância de fazermos boas escolhas de vida aqui e agora, de forma a garantir um presente e um futuro saudáveis.

A cura tem início na tomada de consciência: somos parte da natureza e precisamos reencontrar a unidade, restaurar a memória da totalidade. O objetivo do *Ayurveda* é sempre elevar *agni* e *ojas*, desobstruir *srotas* e diminuir *ama*. Como? Mostrando-nos os nossos ritmos naturais (o que aprendemos ao identificar nosso *dosha*, assunto do próximo capítulo) e nos propondo uma vida em harmonia com a natureza.

A COLUNA VERTEBRAL

Força e flexibilidade são os principais atributos que devemos ter em mente ao pensar na saúde da coluna vertebral, um dos mais importantes fatores para o nosso bem-estar geral. Projeto estrutural perfeito, a coluna distribui todos os nervos para o corpo e protege a medula espinhal. Ao longo dela, existem centros energéticos chamados chakras (em sânscrito, "rodas de luz"), que estão relacionados com órgãos do nosso corpo e também com qualidades que formam o nosso caráter. E, segundo a médica americana Candace Pert,[4] nos locais correspondentes aos chakras, há depósitos de enzimas fundamentais para nossa saúde.

OS *CHAKRAS*

Conheça os sete principais chakras e algumas de suas características.

MULADHARA CHAKRA

Localização: base da coluna

Controla: coluna, pernas, pés, intestino grosso e glândulas suprarrenais

Desejo: de raiz, de abrigo, de satisfação das necessidades biológicas

Em equilíbrio: proporciona a sensação de segurança, estabilidade, firmeza

Em desequilíbrio: faz com que a pessoa se sinta deslocada, sem pertencer a lugar nenhum. Pode causar distúrbios alimentares (como obesidade e anorexia nervosa), problemas nos joelhos, no nervo ciático, artrite, hemorroidas, prisão de ventre

Elemento: terra

Cor: vermelho

SWADHISTHANA CHAKRA

Localização: região genital

Controla: quadris, osso sacro, lombar, bexiga, rins, órgãos sexuais e reprodutivos

Desejo: de prazer, sensualidade, procriação, fantasias sexuais, sensações, apetite, família

Em equilíbrio: fertilidade, sensualidade, sexualidade saudável

Em desequilíbrio: rigidez da parte inferior da coluna, impotência, frigidez, problemas uterinos, de bexiga ou renais

Elemento: água

Cor: alaranjado

MANIPURA CHAKRA

Localização: região do umbigo, plexo solar

Controla: órgãos abdominais, digestão, metabolismo

Desejo: de poder, fama, liberdade, imortalidade, força de vontade

Em equilíbrio: proporciona habilidade de transformação, de enfrentar riscos e desafios, estimula a autoconfiança

Em desequilíbrio: gera medo, raiva, ódio; pode causar úlcera, diabetes e hipoglicemia

Elemento: fogo

Cor: amarelo

ANAHATA CHAKRA

Localização: região cardíaca

Controla: pulmões, coração, braços e mãos

Desejo: de amor, relacionamentos, afinidade, compaixão

Em equilíbrio: desenvolve o amor incondicional, a espiritualidade, a capacidade de se relacionar bem com os outros

Em desequilíbrio: gera ansiedade, dúvida, remorso, egoísmo. Pode causar asma, pressão alta, doenças do coração e pulmonares

Elemento: ar

Cores: verde e rosa

VISHUDDHA CHAKRA

Localização: garganta

Controla: pescoço, ombros, tireoide e paratireoides

Desejo: de comunicação, de criatividade

Em equilíbrio: poder de compreensão, criatividade, clareza de ideias, conhecimento, abundância, capacidade de expressão verbal

Em desequilíbrio: timidez, introspecção, dificuldade para se comunicar. Pode causar: dor de garganta, torcicolo, resfriados e desequilíbrios da tireoide

Elemento: espaço

Cor: azul-celeste

AJÑA CHAKRA

Localização: entre as sobrancelhas

Controla: visão e glândula hipófise

Desejo: de conhecimento

Em equilíbrio: intuição e imaginação aguçadas, poder de concentração e memória

Em desequilíbrio: desatenção e falta de imaginação. Pode causar problemas de visão em geral e dor de cabeça

Elemento: luz

Cor: azul-índigo

SAHASRARA CHAKRA

Localização: topo da cabeça

Controla: córtex cerebral e sistema nervoso central

Desejo: de expansão da consciência

Em equilíbrio: estado de bem-aventurança

Em desequilíbrio: pode causar depressão, apatia, tédio, confusão mental

Elementos: todos

Cores: violeta, dourado e branco

De acordo com a sabedoria oriental, existe uma força ígnea, sexual, que está dormente na região do cóccix, na base de nossa coluna. Essa energia tem o nome de *kundalini* e é geralmente representada pela imagem de uma serpente. Ao ser acionada, ela sobe pela coluna vertebral fortalecendo cada um dos chakras.

Para que isso aconteça, a coluna tem que estar saudável, com os discos vertebrais alinhados e todos os canais energéticos desimpedidos. Só assim o corpo consegue acessar os depósitos de enzimas localizados no mesmo ponto onde estão os chakras. Senão, seria como tentar beber suco com um canudinho furado: o líquido se perde no meio do caminho. Da coluna vertebral também saem todos os feixes de nervos que são parte do sistema nervoso. Se todo esse conjunto está saudável, nossas emoções são acalmadas. A melhor forma de cuidar da saúde da coluna é por meio da prática de exercícios físicos. Ioga e musculação são especialmente eficazes.

Ao chegar ao topo da cabeça, *kundalini* faz com que o ser humano consiga expandir a consciência. Esse é o objetivo final da prática de ioga, da meditação e, na verdade, da própria vida. É o momento em que o ser humano se percebe verdadeiramente ligado a tudo que o cerca, parte de um só grande corpo cósmico.

2. Os tipos físicos

Para o *Ayurveda*, somos o reflexo do universo: formados pelos cinco elementos que compõem tudo o que existe. Em outras palavras, somos o microcosmo que reflete o macrocosmo: uma parte do todo que contém o todo, como as holografias. Pense que, assim como nosso corpo é formado por trilhões de células individuais, cada um de nós é também uma célula do imenso organismo chamado universo. E, assim como as células do nosso corpo, cada um de nós tem uma existência própria, mas não somos suficientemente livres para viver independentemente do todo.

Os cinco elementos são os cinco grandes estados de existência material, a saber:

Éter ou espaço: campo do qual tudo parte e ao qual tudo retorna, espaço onde tudo acontece. Não existe fisicamente, é o que permeia a matéria.

Ar: é o estado gasoso da matéria, que gera movimento e dinamismo. Ar é existência sem forma.

Fogo: o poder que consegue transformar sólidos em líquidos e gases. Seu atributo é a transformação. Fogo é forma sem substância.

Água: é o estado líquido da matéria. Seu atributo é o fluxo. Água é substância sem estabilidade.

Terra: é o estado sólido da matéria, e seu atributo é a estabilidade ou a rigidez. Terra é substância estável.

OS CINCO ELEMENTOS[1]					
	Éter	**Ar**	**Fogo**	**Água**	**Terra**
No universo	é o grande espaço vazio, o vácuo onde tudo o que existe se insere	é o ar que preenche todo o espaço vazio	é representado pelo Sol, fonte de luz e calor que permite que haja vida no planeta Terra	os oceanos, mares e rios, que cobrem parte do planeta Terra	o solo sobre o qual caminhamos no planeta
No ser humano	é o espaço vazio que existe entre os nossos órgãos, entre e dentro das nossas células	é o ar que preenche nossos pulmões	é representado por *Agni*, palavra sânscrita que significa o fogo digestivo a crepitar em nosso plexo solar, metabolizando todas as informações que captamos do universo	cerca de 70% de nossa constituição física, é o que mantém nossa circulação e lubrificação	os órgãos, músculos, ligamentos e tendões em nosso corpo

Primeiro veio o espaço, dentro do qual o ar, ao se movimentar, gera atrito, que por sua vez gera fogo, que ao evaporar gera água, que quando se condensa se torna terra. Portanto, é o espaço que gera todos os outros elementos, e cada um depende dos demais e é intrínseco a eles.

A INDIVIDUALIDADE

Os cinco elementos se organizam em três princípios essenciais: movimento, metabolismo e estrutura. Combinados em proporções únicas em cada ser humano, eles são responsáveis por todas as funções de nossa mente e nosso corpo, gerando nossa constituição psicofísica ou *dosha* (palavra sânscrita, pronuncia-se "dôsha"). Os *doshas* podem ser entendidos como três biótipos: *vata*, *pitta* e *kapha* — que são ar, fogo e água, respectivamente.

As células reprodutoras carregam em si porcentagens específicas de *vata*, *pitta* e *kapha* do momento de vida de cada um. Na fecundação, quando um espermatozoide se junta a um óvulo, o novo ser terá a porcentagem de *dosha* única e específica produzida por essa combinação dos *doshas* de seus pais, e é essa porcentagem que determina nossa natureza. Não é preciso ter partes iguais de cada *dosha* para que nossa natureza seja boa: em equilíbrio, ela é sempre boa.

Porém, sofremos constantemente influências externas, como as estações do ano, nossa idade, alimentação, o clima, nossas emoções, que desequilibram nossa natureza. Em perfeito funcionamento, os *doshas* proporcionam a saúde e o equilíbrio entre corpo e mente. Como a maioria dos seres humanos vive em desequilíbrio, volta e meia nós adoecemos.

O processo tem início com o acúmulo de toxinas. Isso impede o fluxo natural e espontâneo da energia, gerando um primeiro desequilíbrio que se manifesta como fadiga, cansaço, mal-estar.

Essa é a fase inicial das doenças. O *Ayurveda* afirma que saúde não é apenas ausência de doença, e sim o completo bem-estar físico, mental e emocional — mesma definição da Organização Mundial da Saúde, como lembramos anteriormente. Mas, com o aumento inevitável da ingestão de toxinas — que rodeiam a todos nós, em todos os momentos da vida —, o desequilíbrio se alastra e vai sendo acumulado em um órgão específico, gerando uma doença também específica. Cada um dos *doshas* tem um órgão onde "reside", onde fica sua "sede", por assim dizer. Assim, a doença provavelmente se manifestará no órgão-sede do *dosha* que se desequilibrou.

Vata, que representa a qualidade do movimento, é o líder dos *doshas*, pois sua combinação de espaço e ar é necessária para que tudo o mais exista no universo. Então, *pitta* (fogo e pouca água) e *kapha* (água e terra) dependem de *vata* para existir. Porém, móvel e instável, *vata* é bastante suscetível ao desequilíbrio. E, quando isso acontece, os outros tendem a segui-lo. Os textos clássicos do *Ayurveda* atribuem oitenta tipos de doença a *vata*, quarenta a *pitta* e vinte a *kapha*, o mais estável dos três.

A combinação única dos *doshas* de cada pessoa pode ser determinada pela observação de suas características. Por exemplo: *vata* é associado a frio, secura, velocidade e leveza; *pitta*, a calor, acidez e clareza mental; e *kapha*, a frio, peso, oleosidade e lentidão. É essencial sabermos a porcentagen dos *doshas* em nossa fisiologia para podermos minimizar os desequilíbrios. Neste capítulo apresentamos um teste para você determinar o seu tipo psicofísico. É com base nesse resultado que você montará seu programa de longevidade e saúde.

VATA: AQUILO QUE MOVIMENTA AS COISAS

União de espaço e ar, *vata* é o princípio da energia cinética. Regula todo o movimento do corpo e da mente. Tudo o que se move, da molécula ao pensamento, o faz por causa de *vata*. Sua função é colocar a energia em movimento e dar-lhe uma direção. Diz respeito principalmente ao sistema nervoso. É responsável por: pensamento, atividade neuromuscular, respiração, circulação e movimento peristáltico. Está diretamente conectado aos ossos.

Esse *dosha* controla todo o movimento biológico, como a inspiração e a expiração, a circulação sanguínea, os impulsos nervosos, os batimentos cardíacos, a comida que entra e sai, o fluxo dos pensamentos. *Vata* é responsável por começar as coisas, por isso, quando em desequilíbrio, a pessoa desse *dosha* fala muito sem chegar a nenhuma conclusão, gasta dinheiro à toa, compra demais sem adquirir nada necessário.

A energia de *vata* controla o sistema nervoso e se concentra na região do cólon (intestino grosso), pélvis, juntas sacroilíacas e lombar. Quando o *dosha* entra em desequilíbrio, esses são os primeiros órgãos a apresentar problemas.

Qualidades do elemento ar: Frio, leve, seco, irregular, inconstante, áspero, ágil e instável.

Características físicas: Podem ser altas ou baixas, mas são sempre magras, de estrutura corporal pequena e angulosa. Têm ombros e quadris estreitos.

Podem comer muito e não engordar. No entanto, seu peso pode flutuar durante a vida e, ao envelhecer, às vezes ganham alguns quilos. O apetite é irregular e podem ter fome a qualquer hora, bem como pular refeições.

As juntas são secas, barulhentas e protuberantes. Os dentes são pequenos e também protuberantes.

Têm mãos e pés gelados e sentem muito frio.

Em geral têm olhos pequenos e cabelos finos e encaracolados.

A pele é seca.

Dormem pouco (normalmente seis horas são suficientes) e em horários diversos. De sono leve, acordam com qualquer barulho. No entanto, necessitam de muito repouso e se beneficiam da rotina e de hábitos regulares.

São superativas, mas se cansam com facilidade, podendo chegar à exaustão. Isso gera sentimento de fraqueza, sobretudo se têm dificuldade para dormir.

Características psicológicas: Tendem a ser alertas, com uma mente rápida e ativa. Aprendem novos conceitos e ideias num piscar de olhos, mas tendem a esquecer o que aprenderam com igual rapidez. Como o vento, pensam, falam, andam e movem-se depressa, geralmente sem parar. Gostam de movimento e de novidades. Mudam de ideia e de humor o tempo todo. Amam a liberdade.

Em equilíbrio: São pessoas felizes, entusiasmadas, alertas, criativas, ágeis, comunicativas, enérgicas e sensíveis. Fazem amigos rapidamente.

Em desequilíbrio: Cansam-se, ficam angustiadas e ansiosas, sofrem de insônia, prisão de ventre, gases e flatulência. Ficam hipersensíveis e inseguras na hora de tomar decisões. Tornam-se contraditórias, imprevisíveis e instáveis.

Reação ao estresse: Preocupar-se e perguntar-se: "O que *eu* fiz de errado?".

No amor: *Vata* é inconstante, difícil de se comprometer.

PITTA: AQUILO QUE DIGERE AS COISAS

Resultado de muito fogo e pouca água. Representa o metabolismo e a energia potencial, que dá brilho ao olhar. Regula a fome, a sede e todos os processos de transformação que ocorrem no corpo, como a digestão.

Sua função é gerar energia. Diz respeito principalmente aos sistemas digestivo, endócrino e enzimático. É responsável pela clareza mental, percepção visual, digestão, metabolismo e regulagem da temperatura. Está diretamente conectado ao sangue.

Dinamismo e paixão caracterizam as pessoas de *pitta*. O *dosha* do fogo representa o metabolismo, sendo responsável por todas as transformações químicas que ocorrem no organismo. *Pitta* faz a digestão, traz luminosidade para o olhar, regula a temperatura e é fonte de energia.

Esse *dosha* se concentra na região abdominal: intestino delgado, parte baixa do estômago e fígado. Quando o *dosha* entra em desequilíbrio, esses são os primeiros órgãos a sofrer.

Qualidades do elemento fogo: Quente, leve, intenso, perspicaz, mordaz, impetuoso e cáustico.

Características físicas: Pessoas de estrutura e constituição corporal média. Mantêm o peso sem flutuações importantes.

A pele é clara ou avermelhada, muitas vezes com sardas e com tendência a manchar. Como a temperatura do corpo é alta, transpiram e ruborizam com facilidade. Também por isso são avessas ao calor e à exposição prolongada ao sol.

Têm olhos penetrantes, de tamanho médio.

Têm cabelo fino e sedoso, normalmente loiro, castanho-claro ou ruivo. A tendência é ficarem com os cabelos grisalhos precocemente, e, no caso dos homens, carecas.

Têm excelente digestão e um grande apetite. Ficam irritadas se pulam ou atrasam uma refeição. O intestino também funciona com regularidade.

Dormem profundamente, por curtos períodos de tempo. Costumam acordar no meio da noite com fome, sede ou calor.

Têm forte impulso sexual.

Características psicológicas: É o *dosha* de maior inteligência e também raiva. O raciocínio é rápido e a mente tem poder de foco e organização. São pessoas ordeiras, enérgicas e competitivas, além de corajosas e independentes. Têm a fala articulada e precisa. Têm iniciativa e costumam dominar as situações. Costumam julgar os outros.

Em equilíbrio: Determinadas, precisas e com grande capacidade de liderança e realização. São pessoas calorosas e sabem tomar decisões acertadas.

Em desequilíbrio: Tornam-se impacientes, frustradas e irritadiças. Raivosas, passam a ter comportamento agressivo e intimidador. Mostram-se manipuladoras e competem de forma desenfreada. O senso crítico fica exacerbado, tornam-se sarcásticas, e sua busca pela perfeição leva à intolerância. Têm erupções na pele, sofrem com indigestão e azia.

Reação ao estresse: Irritar-se e perguntar: "O que *você* fez de errado?".

No amor: Naturalmente apaixonadas, as pessoas de *pitta* precisam cultivar a humildade e a paciência para se relacionarem efetivamente com um companheiro. Seu maior desafio é unir sexo e coração.

KAPHA: AQUILO QUE MANTÉM AS COISAS JUNTAS

Mistura terra e água. É a influência estabilizadora que lubrifica, mantém e contém. É o *dosha* responsável pelo acúmulo de gordura no corpo e pela retenção de líquidos.

Representa estabilidade e pé no chão e sua função é regular a energia. Diz respeito principalmente ao sistema linfático. É responsável por dar suporte e nutrir o sistema nervoso, lubrificar o trato digestivo, as articulações e o trato respiratório, regular água e gordura. Está diretamente conectado a cinco dos sete tecidos do corpo humano: plasma, músculo, gordura, medula e fluido reprodutivo.

Sua energia se concentra na parte alta do estômago e nos pulmões e vias respiratórias, os primeiros órgãos a adoecer quando *kapha* entra em desequilíbrio.

Qualidades do elemento terra: Frio, oleoso, pesado, sólido, estável, suave, lento e letárgico.

Características físicas: As pessoas de *kapha* têm uma estrutura corporal sólida, ganham peso com facilidade e têm dificuldade para emagrecer, tendendo à obesidade.

A pele é clara, lustrosa, suave e sedosa, e apresenta certa palidez.

Têm lábios carnudos, dentes brancos e fortes, bochechas fofas e olhos grandes, de cílios longos.

Têm cabelos grossos, pretos e brilhantes.

De digestão lenta, podem sentir-se pesadas após comer. Não têm muito apetite, e toleram bem pular refeições. A eliminação é regular.

Precisam de um período maior de descanso e seu sono é pesado e profundo.

Transpiram pouco e detestam tempo frio e úmido.

Têm tendência ao acúmulo de muco.

Características psicológicas: São lentos em todos os aspectos, como movimentos e raciocínio. Aprendem devagar, mas têm excelente memória. Amáveis, cheios de compaixão, conciliadores e de bom senso, os indivíduos de *kapha* costumam ser excelentes amigos e pais. O apego a pessoas e objetos, bem como ao passado, faz parte de sua natureza. Não se preocupam nem ficam bravos facilmente. Emocionalmente estáveis, são agradáveis e carinhosos. Pensam muito antes de tomar qualquer decisão.

Em equilíbrio: Calmos, tranquilos, com bom nível de energia. Pacientes, pensativos, devotados e amorosos. Gostam de rotina e sabem economizar dinheiro. São pessoas constantes, coerentes, leais, fortes e protetoras. Sua fala é clara e concisa.

Em desequilíbrio: Apresentam preguiça, fadiga, depressão e dificuldade para expressar os sentimentos. Tornam-se letárgicos, rudes, avarentos e controladores. Dormem demais e ficam resistentes a qualquer mudança. Sofrem com obesidade e ficam congestionados. O apego a coisas, a pessoas e ao passado fica extremado, resultando em ciúme e saudosismo.

Reação ao estresse: Entristecer-se e dizer a si mesmo: "Como *eu* posso ajudar a resolver isso?".

No amor: *Kapha* é responsável pela família, pelo lar e pelos relacionamentos estáveis. Sensual, combina a força masculina com a suavidade feminina.

TESTE: QUEM É VOCÊ?

Este teste permite que você descubra qual seu *dosha* predominante. Geralmente temos características dos três elementos, e dois deles sobressaem (um ligeiramente mais forte que o outro).

Para cada resposta, leve em conta as tendências que você demonstra desde criança, uma vez que, como explicamos, a combinação de *dosha* é fixada no momento da concepção. O elemento mais assinalado será a força dominante em sua estrutura psicofísica.

Para ser uni-*dosha*, a contagem de pontos do questionário do *dosha* principal deve ser o dobro do *dosha* que vem a seguir. Esse segundo também vai influenciar em suas características, formas de ser e de agir, mas com força menor. Se nenhum dos dois *doshas* for extremamente dominante, você será bi-*dosha*, com suas influências se alternando. Se a contagem dos três for mais ou menos igual, você será tri-*dosha*, o que é raro.

DOSHAS			
Suas características	***Vata***	***Pitta***	***Kapha***
Seu corpo	Magro, de estrutura e músculos finos, articulações pontudas, tendões e veias proeminentes, juntas que estalam	Constituição média, bom desenvolvimento muscular, mantém o peso	Ossatura grande, estrutura pesada, tendência a ganhar peso
Sua pele	Seca, áspera ou fina	Mista, suave, quente, corada e propensa a irritação	Oleosa, macia, aveludada
Seus cabelos	Seco, quebradiço ou crespo	Liso, fino, com tendência a ficar branco precocemente e à calvície	Grosso, volumoso e com brilho
Seus olhos	Castanhos ou pretos, pequenos, nervosos, secos, com cílios ralos	Azuis ou verdes, de tamanho médio, brilhantes, sensíveis à luz, com cílios ralos e oleosos	Azuis ou pretos, grandes e marejados, com cílios longos e grossos
Suas unhas	Quebradiças	Cor-de-rosa e macias	Grossas e fortes
Seu apetite	Variável	Grande	Regular
Sua digestão	Variável: num dia, boa; no outro, ruim	Excelente, metaboliza qualquer alimento, mas tem tendência a azia e acidez	Lenta e de difícil metabolização
Sua eliminação	Tendência a prisão de ventre	Regular, com tendência a diarreia e fezes moles	Regular e lenta
Sua temperatura corporal	Fria, e não suporta o frio	Quente, e tem intolerância ao calor	Fria, e não suporta umidade
Seu sono	Leve e irregular, com tendência a insônia	Pouco e profundo, dorme fácil e acorda fácil	Muito e pesado, tem dificuldade para acordar

DOSHAS			
Suas características	***Vata***	***Pitta***	***Kapha***
Seu desejo sexual	Variável	Intenso	Regular
Sua mente	Ativa, curiosa, sem descanso	Inteligente e agressiva	Calma, lenta, receptiva
Sua memória	Aprende rápido e esquece rápido	Aprende rápido e demora para esquecer	Aprende devagar e não esquece mais
Seu temperamento	Alegre, animado e gosta de mudanças	Determinado, luta pelo que quer e tende a impor sua opinião	Amoroso, de fácil relacionamento, sempre disposto a ajudar
Suas qualidades	Facilmente adaptável e criativo	Corajoso e determinado	Estável, calmo e pacífico
Sob estresse, você reage com	Ansiedade, preocupação e insegurança	Frustração, raiva e impaciência	Calma, preguiça, depressão e isolamento
Sua rotina diária	Variável	Precisa	Metódica
Seu bolso	Gasta aleatoriamente	Prefere o luxo	Economiza

Resultados: Como vimos, o bem-estar do ser humano depende do equilíbrio entre os *doshas*, essas energias sutis. Um ou dois deles sempre tendem a se destacar, definindo traços de personalidade, metabolismo e aparência física. O *dosha* que se destaca é aquele que dizemos ser o *dosha* da pessoa. Se, então, você ouve alguém falar que "é *vata*", ou "é de *vata*", isso significa que *vata* é seu *dosha* predominante. Se alguém é *pitta-kapha*, é porque esses dois *doshas* sobressaem em sua constituição, com *pitta* dominando ligeiramente.

Veja aqui as possíveis combinações de *doshas* e quais as principais características de quem é bi-*dosha* — a grande maioria dos seres humanos. A energia cujo nome aparece na frente é a dominante e a outra, secundária.

Vata-pitta: Pessoas com essa combinação de *doshas* normalmente têm a estrutura física frágil e os movimentos rápidos de *vata*. No mais, suas características psicológicas e físicas costumam ser mais equilibradas pela influência de *pitta*. São amistosas e falantes, mas bem mais decididas do que quem é apenas *vata*. O intelecto também é mais focado e aguçado e elas têm maior energia e estabilidade, melhor digestão, uma eliminação mais regular e uma circulação mais rápida. Toleram melhor o frio e são menos sensíveis às mudanças do ambiente. Enfrentam os problemas com maior entusiasmo.

Pitta-vata: De constituição física mediana como a dos puros *pitta*, são pessoas mais fortes e com mais músculos que as de *vata-pitta*. São rápidas e enérgicas nos movimentos. São intensas como *pitta* e não tão leves como *vata*. Apresentam melhores digestão e eliminação do que *vata-pitta*. Muitas vezes acumulam as características negativas de medo e raiva dos dois *doshas*. Aceitam desafios e enfrentam os problemas com entusiasmo e, algumas vezes, até com agressividade.

Pitta-kapha: Agem de maneira intensa como *pitta* e possuem a estrutura física sólida de *kapha*. São mais musculosas do que *pitta-vata*. Possuem um corpo adequado para a prática de esportes, pois combinam a energia de *pitta* com a resistência ao esforço de *kapha*. Não gostam de pular refeições e geralmente gozam de saúde boa. Mesclam a estabilidade de *kapha* e a força de *pitta*, com tendência para julgar, criticar e acumular raiva.

Kapha-pitta: Têm excelente musculatura, mas com maior proporção de gordura.

Sua estrutura física é maior. Os movimentos são mais lentos e relaxados do que os de *pitta-kapha*.Têm uma grande fonte de energia.

Vata-kapha: Têm a constituição física frágil de *vata*, sem o excesso de movimento. Apresentam equilíbrio interior, mas sob estresse podem demonstrar a impetuosidade característica de *vata*. Quando necessário, são ativas, mas têm consciência de sua tendência à ociosidade. Odeiam o frio e sua digestão é lenta e irregular.

***Kapha-vata*:** São pessoas de estrutura física sólida e que se movimentam com menor velocidade do que *vata*. São mais relaxadas, o que equilibra a tendência de *vata* para um entusiasmo exacerbado. São mais atléticas e têm boa resistência. Podem desenvolver irregularidades na digestão e ser friorentas, característica dos dois *doshas*.

Apresentar características dos três *doshas* de forma balanceada é raro. São as pessoas tri-*dosha*.

***Vata-pitta-kapha*:** Já naturalmente mais equilibradas, as pessoas tri-*dosha* costumam ter vida longa e boa saúde, gozando de um sistema imunológico resistente.

OS RITMOS DA NATUREZA E O SEU CORPO

A natureza, as estações do ano e os períodos do dia também são afetados pelos *doshas* e podem sofrer desequilíbrios. Por exemplo: um furacão representa desequilíbrio de *vata*; calor excessivo é um desequilíbrio de *pitta*; uma inundação é desequilíbrio de *kapha*.

Atualmente, vivemos em uma era *vata*, dominada pelo excesso de movimento, o que gera ansiedade, medo, insegurança. Isso é especialmente nocivo para as pessoas de *vata*, mas também afeta negativamente as de *kapha* e as de *pitta*. Compreender tudo isso é fundamental para o nosso equilíbrio, pois o *Ayurveda* afirma que o ser humano só terá saúde se viver conectado com os ritmos da natureza, respeitando suas características. À medida que entramos no fluxo natural, tudo começa a se acertar espontaneamente.

AS ESTAÇÕES

Estação do ano	*Dosha* que se desequilibra nessa estação	Recomendação para as pessoas desse *dosha*
Do outono para o inverno	*Vata*	Tomar cuidado especial com a queda da temperatura e o vento, pois tende a se resfriar.
Verão	*Pitta*	Procurar atividades relaxantes, pois tende a ficar impaciente e agressivo.
Do inverno para a primavera	*Kapha*	Proteger-se da umidade e das temperaturas baixas, pois tende a apresentar doenças respiratórias.

OS PERÍODOS DO DIA

Quando o dia nasce, a partir das seis horas, sob a influência de *kapha*, a natureza se mostra letárgica e preguiçosa, características desse *dosha*. Imperam a quietude e a lentidão. Nosso corpo está igualmente pesado, lento, relaxado. O importante então é introduzir a energia oposta, de movimento, para equilibrar o organismo. Esse é o melhor horário para se levantar. Quem continuar dormindo carregará por todo o dia a lentidão e a preguiça de *kapha*.

Nesse período do dia, *agni*, o fogo digestivo — que metaboliza alimentos, emoções e todas as informações captadas por nossos cinco sentidos —, também está baixo, pois é uma força que segue o ciclo do Sol. Isso significa que quem tomar café da manhã sem fome não metabolizará bem os alimentos e os armazenará em forma de toxina ou gordura. Principalmente as pessoas de *kapha* devem cuidar para comer pouco ao se levantar.

Este é o melhor período para se fazer exercícios físicos, e principalmente quem é *kapha* se beneficiará desse hábito.

Das dez às catorze horas, quando o dia se torna *pitta*, nosso metabolismo fica mais rápido e aumenta nosso poder de digestão. É o horário ideal para se fazer a maior refeição do dia. Com o sol a pino, *agni* está crepitando com sua maior intensidade, pronto para metabolizar tudo o que comemos com maior facilidade.

Às catorze horas começa o horário *vata*, que controla o sistema nervoso. É o momento ideal para realizar trabalhos mentais e manuais, pois mente e coordenação estão em sua melhor forma.

Às dezoito horas, quando recomeça o período *kapha* e a natureza vai se preparando para entrar em repouso, devemos fazer o mesmo. O pôr do Sol devolve ao corpo a lentidão necessária para dormir.

Como o sol se põe, *agni* enfraquece, diminuindo nosso poder de digerir os alimentos. Portanto, o jantar deve ser o mais cedo e o mais leve possível. Depois do pôr do sol, o ideal é não ingerir mais nada sólido. E a última refeição deve ser feita no mínimo duas horas antes de deitar, para que dê tempo de fazermos a digestão.

Às vinte horas recomeça o horário *pitta*. O apetite já não é tão forte como ao meio-dia, mas o metabolismo se eleva, o que tende a fazer com que as pessoas desse *dosha* sintam uma vontade quase irresistível de "assaltar" a geladeira. Mas quem resiste e vai para a cama tem muito a ganhar. O sono entre as vinte e as duas horas, o horário *pitta*, faz com que o calor gerado por esse *dosha* seja usado como combustível para alimentar os tecidos. É a hora de rejuvenescer. Portanto, quem trabalha à noite ou dorme sempre tarde, por qualquer outro motivo, envelhece mais cedo.

Às duas horas, o horário *vata* inicia novamente. Mas em vez de clareza mental e rapidez de raciocínio, características da influência desse *dosha* durante a tarde, na madrugada essa energia é a responsável pelo chamado REM (*rapid eye movement*), movimento rápido dos olhos, em inglês. Os impulsos do cérebro estão ativos e é nesse período que se dá o rejuvenescimento dos neurônios.

A tabela a seguir resume essa divisão das atividades ao longo do dia, de acordo com o *dosha* dominante em cada período.

Horário	*Dosha* dominante nesse horário	Bom período para...
das 6h às 10h	*Kapha*	Acordar e praticar exercícios físicos.
das 10h às 14h	*Pitta*	Fazer a maior refeição do dia.
das 14h às 18h	*Vata*	Realizar trabalhos intelectuais.
das 18h às 22h	*Kapha*	Começar a se aquietar, em preparação para uma noite de sono tranquilo.
das 22h às 2h	*Pitta*	Dormir, permitindo o restabelecimento físico.
das 2h às 6h	*Vata*	Dormir, permitindo o restabelecimento cerebral.

A TERAPIA DOS OPOSTOS

Um dos princípios básicos do *Ayurveda* é que os semelhantes se reforçam. Como o objetivo desse sistema de cura é o equilíbrio, não devemos reforçar o que já é predominante, pois essa soma subtrai saúde. Devemos, isso sim, trazer para nossa constituição aquilo que temos em menor quantidade. Assim, *vata* pode ser equilibrado por tudo que seja quente, úmido, oleoso, características opostas às suas. *Pitta* pode ser atenuado por tudo que minimize o calor e a acidez, ou seja, pelo frio e pelo doce. *Kapha* é contrabalançado por tudo que dinamize, esquente e compacte.

Com essa regra básica em mente — equilibrar a energia que já se tem em demasia pela introdução de seu oposto —, você pode encontrar os melhores caminhos para balancear seu *dosha*. O *Ayurveda* nos ensina quais as ferramentas existentes e como usá-las para equilibrar nossa constituição, com o objetivo de estar o mais próximo possível do nosso ideal — sinônimo não apenas de uma vida saudável, mas também muito mais prazerosa.

Para isso é preciso desenvolver uma atitude de atenção permanente, observando nossos pensamentos, palavras e ações com critério. Devemos deixar de lado o ego, que sempre põe suas necessidades em primeiro lugar, e usar o intelecto, que é capaz de analisar com equanimidade.

Faça regularmente o seguinte exercício: imagine-se entrando em um teatro para assistir à peça da sua vida. Você sobe no palco para ser o protagonista dessa história, enquanto outra parte sua senta-se na plateia para ser o espectador de si mesmo. Então, faça uma análise minuciosa de seus pensamentos, palavras, emoções, ações e reações. Assim você toma consciência de como está vivendo verdadeiramente e pode escolher o equilíbrio, adotando a terapia dos opostos, para compensar tudo o que esteja em excesso.

A principal atitude de oposição à aceleração de nossa era *vata* é o aquietamento. Simples: se não desacelerarmos um pouco, vamos literalmente morrer de pressa. No silêncio é que se encontra o campo fértil da cura e do rejuvenescimento, segundo o *Ayurveda*. Quanto mais profundo for o aquietamento da mente, mais dinâmica será a nossa ação. E como bem disse Albert Einstein: "Penso 99 vezes e nada descubro, paro de pensar e a verdade me é revelada".

A ciência hoje já prova os inúmeros benefícios (físicos e psicológicos) do aquietamento da mente. Vamos explorá-los em detalhe ao falarmos sobre a meditação, a maneira mais eficaz de ir gradualmente aumentando o nosso silêncio interior. Mas, no meio da correria e do estresse do dia a dia, quando não estiver meditando, apenas lembre-se de parar várias vezes, fechar os olhos, inspirar e expirar em quatro tempos algumas vezes. Procure aquietar-se; busque a disciplina para praticar essa desaceleração sem esforço exagerado, dê tempo ao tempo. Devagar e sempre, nossas células vão gravando em sua memória a ação que se repete e isso vai se tornando um hábito espontâneo.

Você logo perceberá algo extraordinário: o aumento da sua capacidade de concentração, com todos os efeitos positivos dela decorrentes. A desaceleração permite que a função executiva do cérebro assuma o controle. Essa função consiste na capacidade de manter o foco da atenção numa dada tarefa e ignorar distrações, por meio da habilidade de recordar e de acessar novas informações, da inibição de pensamentos e reações rápidos e impulsivos, de uma maior eficiência no planejamento de ações e na revisão desses planos. Tudo sem estresse, com calma e tranquilidade.

Outra mudança fundamental no nosso padrão de comportamento mental é contrabalançar nossos pensamentos negativos com outros positivos. Essa é uma importante competência a desenvolver para criar bem-estar e longevidade. Por uma questão evolutiva, nosso cérebro está preparado para dar mais atenção aos problemas. Faz sentido: se você está na floresta, pode ser ótimo observar a beleza das flores, mas é preciso também estar atento a possíveis ameaças, como uma cobra escondida entre a folhagem. Essa memória ancestral de focar no negativo nos acompanha, mas podemos mudá-la. E hoje sabemos até a proporção em que precisamos contrabalançar o negativo com o positivo para melhorar a nossa vida e a de quem nos cerca. Quem descobriu essa razão foi o psicólogo brasileiro Marcel Losada. Para prosperar, precisamos de uma razão Losada de três para um, ou, em outras palavras, cada afirmação negativa deve ser compensada por três positivas. Isso vale para o que pensamos e o que dizemos, e para todos os *doshas*.

Veja a seguir formas específicas de equilibrar cada *dosha*.

BALANCEANDO *VATA*

Estabilidade emocional, amor e quietude são os melhores remédios para esse *dosha*. Criar um ambiente agradável em casa, sem muitas distrações, manter rotinas e respeitar os períodos de descanso também ajuda. A prática de ioga, dança e caminhada faz muito bem. *Vata* deve evitar tudo o que seja frio, seco, instável, agitado e fugir das correntes de ar.

BALANCEANDO *PITTA*

Aprender a usar de forma construtiva a energia de sua raiva é a maior lição para esse *dosha*. No dia a dia, é importante abrir espaço na agenda para o descanso, ter senso de humor, comer saladas e tomar bebidas frias (mas não geladas). Também é recomendável a prática de esportes, sobretudo a natação. A meditação ajuda a acalmar. *Pitta* deve evitar tudo o que seja quente.

BALANCEANDO *KAPHA*

A prática de esportes como lutas marciais e musculação e a adoção de massagens vigorosas ajudam a revigorar *kapha*. Jardinagem, arrumação da casa e culinária costumam ser bons *hobbies* para essas pessoas.

3. Alimentação

Todos nós conhecemos o ditado: "Você é o que você come". Bem, na verdade essa é apenas parte da história. Melhor seria dizer: você é o que digere. Quando não metabolizada adequadamente, até uma folha de alface pode nos fazer mal, gerando toxinas e impedindo o fluxo natural e espontâneo do *prana*, a energia vital que nos mantém saudáveis.

O ser humano se nutre ao converter a energia e a informação de plantas e animais em inteligência biológica de seu corpo. E assim como um madeiramento fraco resulta numa edificação frágil, uma nutrição pobre cria um organismo suscetível a doenças. Para manter uma fisiologia saudável, o alimento deve ser nutritivo, a digestão deve ser boa, e a eliminação, eficiente.

A ciência da longevidade encara a nutrição de forma muito diferente daquela com que estamos acostumados. Nada de focar na contagem de calorias, na porcentagem de proteínas, gorduras, carboidratos e açúcares. Nada também de seguir um padrão de magreza, afinal, já vimos que nossa constituição física depende de nosso *dosha*, e se você é *kapha* jamais será magrinho. A base da nutrição ayurvédica é o sabor — em sânscrito, *rasa*, não por acaso a mesma palavra que significa emoção.

SABORES E EMOÇÕES

Segundo o *Ayurveda*, ao comer alimentamos o corpo e as emoções, e, se o fazemos corretamente, geramos equilíbrio físico e emocional. A refeição equilibrada deve contemplar os seis sabores existentes na natureza: doce, azedo (ou ácido), amargo, salgado, picante e adstringente. De acordo com nosso *dosha*, alguns sabores devem predominar sobre outros no nosso prato.

A maioria dos alimentos tem dois ou mais sabores, mas um é predominante (aquele que a língua reconhece). O mais difícil de identificar é o adstringente, mais ligado a uma sensação na boca do que propriamente a um gosto. Para reconhecê-lo, imagine-se mastigando um alimento pastoso, como uma banana crua ou um caqui, qualquer coisa que "estale" na boca: esse é o sabor adstringente.

Assim como o universo e o ser humano são formados pelos cinco grandes elementos, os alimentos também são. Veja os elementos ligados a cada sabor:

Doce: combinação dos elementos terra e água, cria a massa do nosso corpo e é responsável pela lubrificação. É nutritivo e calmante.

Azedo: soma de terra e fogo, contribui para a formação da massa corporal, aumentando o calor dentro de nosso organismo. Ajuda na digestão e abre o apetite.

Salgado: junção de água e fogo, lubrifica e aumenta o calor do corpo. Ligeiramente sedativo, é ainda laxativo e auxilia na digestão.

Picante: composto por fogo e ar, aumenta o calor e seca a fisiologia. Estimula a digestão e alivia a congestão. É o sabor que auxilia na perda de peso.

Amargo: ar e espaço se unem nesse sabor, que é o que mais seca nosso sistema. É anti-inflamatório e desintoxicante.

Adstringente: a somatória dos elementos ar e terra tem um efeito de compactar e densificar, além de secar o organismo.

Sabor	Função	Fontes	Emoções
Doce	Nutre e forma os tecidos do corpo	Leite, manteiga, *ghee*, ovos e queijo branco; grãos como granola, arroz, aveia, trigo e cevada; pães e massas; frutas (sempre maduras) como manga, melancia, cereja, melão, figo, goiaba, banana, pêssego, tâmara, morango, abacate, coco e papaia; amendoim, amêndoas, nozes, macadâmia, pecã, pistache e castanhas; especiarias adocicadas, como canela, cardamomo, endro, erva-doce, menta e noz-moscada; carne, peixe e frango; óleos, azeites e gorduras; legumes como cenoura, batata-doce, alcachofra, aspargos, beterraba, cebola cozida, milho, vagem, cogumelos, abóbora; sementes de papoula, abóbora, gergelim e girassol; mel; açúcares e adoçantes em geral	**Ingestão balanceada:** produz satisfação, traz boas lembranças da infância, evoca sentimentos de amor. **Em excesso:** promove o apego e a carência afetiva
Azedo	Estimula o apetite e auxilia a digestão	Frutas cítricas como laranja, mexerica, abacaxi, limão, kiwi, morango e grapefruit; iogurtes e queijos amarelos; tomate e picles; vinagre; orégano; bebidas gasosas; vinhos	**Ingestão balanceada:** estimula a audácia, o desejo de aventura, um sentimento de excitação. **Em excesso:** promove inveja e ressentimento
Salgado	É sedativo e auxilia a digestão	Sal; molho de soja (shoyu) e molhos em geral; peixes de água salgada como *haddock* e bacalhau; algas marinhas; carnes salgadas como a carne de sol	**Ingestão balanceada:** produz energia e aumenta a coragem. **Em excesso:** estimula o ciúme e a hostilidade
Picante	Estimula o metabolismo, facilita a digestão, limpa e evita congestão	Gengibre, alho, cebola, mostarda, salsinha, manjerona, pimentas e condimentos em geral	**Ingestão balanceada:** dá mais sabor à vida, cria o desejo pela novidade. **Em excesso:** pode gerar raiva, impaciência e sarcasmo
Amargo	É anti-inflamatório e desintoxicante	Vegetais verdes e amarelos em geral, como berinjela, espinafre, endívia, agrião, rúcula, couve de bruxelas, couve, escarola, brócolis e chicória; azeitonas; café; cúrcuma	**Ingestão balanceada:** leva ao desejo de mudança e crescimento. **Em excesso:** pode criar amargor e frustração
Adstringente	Seca e compacta os alimentos, ajudando a formar a massa fecal	Feijões e lentilhas; soja e tofu; vegetais como milho, aipo, alface, cogumelos, batata, repolho, couve-flor, brócolis, ervilha e cenoura; chás pretos; frutas como maçã, caqui, pera, banana, uva, romã e banana; mel; e avelãs	**Ingestão balanceada:** promove introspecção, clareza mental, humor. **Em excesso:** agrava sentimentos de insegurança e cinismo

É aos poucos que aprendemos o que nos cai bem ou nos cai mal. E essa aprendizagem demanda atenção, disciplina e tempo, coisas que devem ser observadas no momento em que paramos para fazer uma refeição. O ato de comer precisa seguir um ritual próprio e ser encarado como algo sagrado: assim, *como* comemos passa a ter tanta importância quanto *o que* comemos. Essa combinação da maneira de comer com os alimentos que comemos resultará numa digestão boa ou ruim.

O RITUAL DA ALIMENTAÇÃO

A primeira regra para comer bem é comer apenas quando temos fome, ou seja, comer por necessidade e não por vontade. O problema é que, para a maioria dos adultos, essa diferença não é clara porque a conexão com a sabedoria do corpo costuma ser perdida ainda em tenra idade. Isso acontece pela imposição de regras como a hora de comer, esteja a criança com fome ou não, e a obrigação de limpar o prato. Esses ensinamentos têm por consequência nos treinar para ignorar as mensagens de nosso organismo, até o ponto em que não conseguimos mais ouvi-las.

É o que vêm demonstrando estudos conduzidos nos Estados Unidos e na Inglaterra, em especial pelo laboratório especializado em padrões de alimentação infantil da Loughborough University, em Leicestershire. Pesquisas realizadas com crianças de três a seis anos concluíram que obrigá-las a comer tudo o que colocam no prato compromete sua noção de saciedade, pois impede que percebam por si mesmas quando estão satisfeitas. Esse descompasso leva a outro problema: a obesidade, doença que já tomou a proporção de epidemia no Brasil. O ideal, então, é respeitar a fome de seu filho, lembrando que: 1. crianças comem menos do que adultos, e 2. exatamente como os adultos, elas têm dias e fases em que estão com maior ou menor apetite.

É importante lembrar que, como vimos no capítulo 1, quando nossa capacidade digestiva não é suficiente para metabolizar o alimento que ingerimos, permanece em nossa fisiologia um resíduo das substâncias não digeridas. Esse resíduo tóxico, *ama*, enfraquece a eficiência do sistema digestivo e provoca problemas como constipação, fadiga, dificuldade respiratória e pouca energia. Ou seja: concentre-se para comer apenas o que precisa. E atente para este ditado japonês: Com a idade devemos comer a metade, exercitar o dobro e sorrir o triplo!

Para aqueles que perderam na infância a conexão com a sabedoria corporal (a maioria das pessoas), a boa notícia é que é possível retomá-la. Para tanto é preciso vivenciar plenamente o momento da refeição, ouvir o corpo, reconhecer as sensações agradáveis ou desagradáveis geradas e perceber os sentimentos. Essa atenção integral ao momento presente é facilitada pela adoção de alguns hábitos eficazes, que serão explicados a seguir.

QUANDO COMER

Imagine que seu estômago é como um tanque de gasolina: comece a comer quando o marcador estiver no 2, ou seja, quase vazio, e pare quando atingir o 7, ou seja, quando já tiver preenchido a maior parte do tanque, mas bem antes de sentir-se cheio.

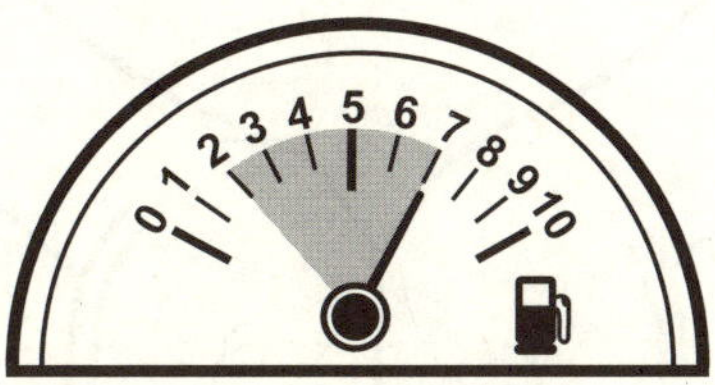

Dê um intervalo de doze horas entre o jantar e o café da manhã: oito horas para a digestão e quatro para a desintoxicação. Assim você acorda com o estômago realmente vazio para começar um novo dia.

Tente almoçar entre meio-dia e uma da tarde e jantar entre seis e sete da noite. O ideal seria não comer nada sólido depois das oito da noite.

QUANDO NÃO COMER

Nunca coma antes que a refeição anterior tenha sido totalmente digerida e metabolizada (o que leva de duas a seis horas). Todo alimento ingerido com o estômago ainda processando outro não será metabolizado adequadamente, tornando-se automaticamente gordura ou toxina. E são elas, as nefastas toxinas, a causa primordial de toda e qualquer doença.

Não coma se estiver nervoso ou irritado. Nesse estado de espírito, o organismo libera enzimas e substâncias químicas que tornam mais difícil a digestão.

QUANTO COMER

Deixe sempre um terço de seu estômago vazio para ajudar na digestão. Lembre-se de usar o gráfico do tanque de gasolina.

A quantidade de alimento necessária para cada ser humano é aquela que cabe na concavidade de suas mãos unidas.

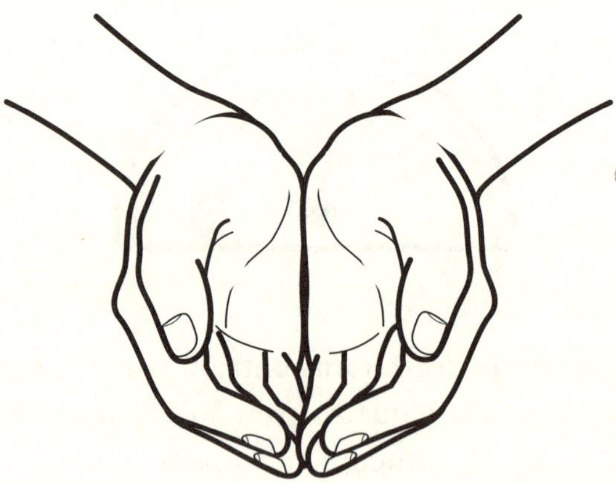

ONDE COMER

Coma sempre sentado. Procure estar em um ambiente calmo. Se nos alimentamos em meio ao caos, nosso organismo tem que metabolizar esse caos também.

Em casa, reúna a família na mesa para se alimentar. Comer junto é a origem da civilização e tem um papel importante na organização da identidade de cada membro da família.

COMO COMER

Cerca de quinze minutos antes da refeição, coma algumas fatias de gengibre cru, com uma pitada de sal e uma gota de limão, para acender *agni*, o fogo digestivo. Essa capacidade de melhorar a eficiência da digestão é comum a todas as especiarias e ervas, verdadeiros remédios naturais.

Coma devagar para ter uma boa digestão e não exagerar na quantidade ingerida. O hipotálamo dá o comando de saciedade para o organismo cerca de vinte minutos após o início da refeição. Se comermos lentamente, então teremos comido menos quando esse sinal apitar. Só encha o garfo novamente quando tiver acabado de mastigar e engolir a garfada anterior.

Mastigue muito bem. Só devemos engolir o alimento em estado pastoso, pois nosso estômago não possui dentes. Não fale enquanto mastiga.

Preste atenção no sabor, na textura, na temperatura dos alimentos. E no impacto que eles causam em sua fisiologia e em suas emoções. É por meio desse autoestudo que cada um de nós pode ir aprimorando sua dieta. Uma boa maneira de fazer isso é adotando um diário no qual você escreve as sensações que cada alimento lhe traz.

Evite TV e leitura durante as refeições. E, ao menos uma vez por semana, coma em silêncio. Lembre-se: comer bem exige atenção e consciência, e, se fazemos outras coisas ao mesmo tempo, tendemos a comer mais, pois não percebemos quando o corpo está satisfeito.

Ande por quinze minutos após se alimentar.

Dê preferência a alimentos frescos e da estação, os mais ricos em energia vital, bem como mais baratos e sustentáveis.

Prefira os pratos preparados na hora. Deixe os congelados, enlatados e restos só para emergências, porque esses alimentos perdem a energia vital e, consequentemente, as enzimas que otimizam nossa digestão também são minimizadas.

Sempre escolha alimentos orgânicos, livres de agrotóxicos e antibióticos. Considere fazer sua própria horta. É relativamente fácil montar uma mini-horta com vasinhos. Se não puder plantar legumes e verduras, cultive pelo menos os temperos.

Coma mais alimentos ligeiramente cozidos, mornos ou quentes. Controle a ingestão de alimentos crus porque sua assimilação é mais difícil, principalmente para quem é *vata* (que tem digestão irregular) ou *kapha* (que sofre com digestão lenta).

Evite tudo o que é gelado, pois diminui *agni* e ainda minimiza o poder de nossas papilas gustativas. Resultado: sentimos menos o gosto da comida e comemos mais e errado. Se tiver vontade de comer ou beber algo gelado, procure fazê-lo na hora do almoço, quando *agni* está em seu máximo. Lembre-se: *agni* segue o ciclo do Sol. Portanto, o café da manhã e o jantar devem ser refeições leves, e o almoço deve ser a refeição principal.

Jamais tome leite com as refeições. O leite deve ser ingerido sozinho, acompanhado apenas de alimentos de sabor doce, como biscoitinhos, por exemplo.

Após a refeição, coma sementes de erva-doce. O chá dessa erva também ajuda, mas a semente é melhor.

Procure tomar goles de água morna ou chá de gengibre durante todo o dia, inclusive durante as refeições. Esse hábito ajuda a otimizar o processo digestivo elevando *agni*, o responsável por metabolizar todas as informações que captamos do universo, bem como o alimento que ingerimos. O chá verde e o chá branco também são bons para tomar ao longo do dia.

Ao acordar, tome um chá de especiarias: gengibre, cravo, canela, cardamomo e, se quiser emagrecer, até um pouco de pimenta. Essa infusão remove as impurezas que ficaram acumuladas durante a noite e aciona o metabolismo.

Depois de meia hora, faça uma vitamina de proteína em pó (com baixo teor de carboidrato) com leite de coco (água mais polpa) ou leite de amêndoa. Coloque uma fatia de abacate (uma das melhores fontes de gordura vegetal), vários tipos de *berries* (que são antioxidantes), canela em pó, gengibre e, se quiser adoçar, uma tâmara. Ao trocar o hábito do café da manhã por essa receita nutritiva, você encherá seu dia de energia. Já sabemos que, segundo a sabedoria do *Ayurveda*, não deveríamos tomar um café da manhã muito substancioso, porque nesse momento nossa digestão ainda está acordando.

Na hora do almoço, coma um grelhado (como um frango orgânico ou um peixe fresco) acompanhado de verduras e uma boa salada colorida, regada com azeite de oliva extravirgem e pouco sal. Arroz vermelho ou preto, feijão-azuqui, lentilhas e quinoa são boas fontes de carboidrato e devem ser consumidos em quantidade pequena. Não coma sobremesa e deixe a fruta para o lanche da tarde.

Elimine, dentro do possível, a farinha branca, o arroz branco, açúcares, gorduras e frituras. Esses são os vilões já conhecidos de todos nós.

Na hora do jantar, experimente uma sopa de legumes líquida (quanto mais líquida melhor) ou até um copo de suco verde.

Uma tâmara por dia, uma colher de canela e mel antes de dormir e suco de beterraba, maçã e cenoura são opções interessantes de alimentos com sabor adocicado.

Para contrabalançar a acidez estomacal, cozinhe utilizando ervas refrescantes como coentro, cominho e erva-doce.

Para eliminar gases e flatulência, cozinhe com louro, cardamomo, canela ou uma pitada de assa-fétida.

Um suco verde por dia desintoxica e elimina inflamações, que são uma das causas da obesidade e do ganho de peso. Os vegetais verdes, além de nos ajudarem a perder peso, são remédios naturais: coloque na centrífuga salsão, pepino, couve, brócolis, espinafre, alface, enfim, tudo de verde que você tiver na geladeira, e adicione gengibre, que é considerada uma das raízes mais desintoxicantes e ajuda a eliminar toxinas.

Faça uma desintoxicação: com o aval do seu médico, passe três dias bebendo apenas sucos naturais. Vários copos por dia, gole por gole com calma, degustando todos os sabores e sentindo o líquido descendo suavemente por garganta, esôfago e estômago. Prefira sucos com verduras porque os sucos de frutas contêm muito açúcar, o que engorda. No quarto dia, mescle os sucos com alimentos sólidos leves, e retome aos poucos sua alimentação normal nos próximos dias.

Invista nos chamados superalimentos, que são especialmente nutritivos. Entre eles estão: *goji berry*, cação, maçã, pó da proteína *hemp*, aloé, fitoplâncton e algas marinhas.

A REFEIÇÃO EM FAMÍLIA

No ritual da alimentação, vale destacar a importância de realizar ao menos uma refeição em família por dia e usar esse momento para conversar. Esse é um hábito que vem caindo em desuso e precisa ser retomado. Estudos da Escola de Pedagogia de Harvard, nos Estados Unidos, revelaram que quem compartilha regularmente as refeições com a família come melhor (frutas e vegetais aparecem duas vezes mais no prato, por exemplo) e tem maior bem-estar físico e emocional, incluindo menos estresse e melhor qualidade de sono. E isso vale para todas as idades!

No Centro Nacional de Dependência e Abuso de Drogas da Universidade de Columbia, também norte-americana, demonstrou-se que, quanto mais refeições os filhos fazem junto aos pais, melhores suas notas na escola. Eles também atrasam a iniciação sexual, têm menores chances de beber, usar drogas e fumar, sofrem menos de depressão, se envolvem menos em brigas e apresentam menos chance de desenvolver distúrbios alimentares (como obesidade, anorexia e bulimia).

Um novo estudo foi feito em 2013 na Grã-Bretanha, com 34 mil crianças, provando que aquelas que faziam refeições em família e usavam esse momento para conversar com os pais e os irmãos eram mais confiantes e comunicativas, com reflexos positivos no desempenho escolar. Como colocou tão bem a professora Marianne Jennings, da Universidade do Arizona, ao falar sobre as refeições que fazia com a família:

> Todas as manhãs, aquela mesa me enviava para o mundo, alimentada e severamente inspecionada. A mesa da cozinha nutria. Era a minha constante em meio às inseguranças [...]. Era o "meu cobertozinho de segurança". Não importava quanto me sentisse desanimada por causa dos "sapos" que engolira durante o dia, a mesa da cozinha e os adultos que dela cuidavam estavam lá todas as noites para me consolar e amparar.[1]

SEU TIPO FÍSICO E O ALIMENTO

Vimos que as refeições equilibradas são aquelas que contêm os seis sabores (*rasa*). Contudo, na composição de seu prato, cada pessoa deve buscar privilegiar alguns deles em detrimento dos demais, de acordo com as porcentagens de seu *dosha* e com o autoconhecimento de que falamos anteriormente para saber o que lhe cai bem ou não.

Também se deve levar em conta a estação do ano e a localidade. No clima quente, a dieta deve ser leve e refrescante. No clima frio e seco, deve ser úmida e aquecedora. Todos os grupos de alimentos devem ser valorizados para formar refeições variadas e coloridas, com prioridade para os alimentos orgânicos, da estação e da região em que estamos.

Vejamos agora que sabores beneficiam ou agravam cada um dos *doshas*, sempre dentro do conceito de que os iguais se reforçam e causam desequilíbrio. Ou seja, quem é *vata* não quer aumentar essa energia, e sim diminuí-la, ao mesmo tempo que aumenta *pitta* e *kapha* para equilibrar sua fisiologia. É interessante perceber que, quando já estamos em equilíbrio, nosso corpo automaticamente pede os sabores e as qualidades dos alimentos de que necessitamos. Esse é mais um exemplo de nossa conexão com a natureza.

A DIETA IDEAL PARA *VATA*

Alimentos oleosos, quentes e pesados são os mais indicados para contrabalançar esse *dosha* seco, frio e leve. Devem-se priorizar os sabores doce, azedo e salgado, e diminuir (mas nunca eliminar) a ingestão de tudo o que seja picante, amargo e adstringente. Os pratos cozidos são sempre uma opção melhor do que os crus. As comidas típicas de inverno são perfeitas: sopas, pães quentes, cereais com leite quente, chás de ervas. Uma boa quantidade de comida é importante para contrabalançar a leveza desse biótipo, mas comer em demasia é uma péssima ideia, pois *vata* tem má digestão.

Laticínios: são bons, mas o leite deve ser tomado separado das refeições e de preferência morno.

Frutas: prefira as doces e pesadas, como abacate, banana, manga, mamão, pêssego, damasco, cereja, coco, figo e tâmara; todas as frutas cozidas também vão bem. Evite comer ao natural frutas leves e secas como maçã, pera e romã.

Vegetais e cogumelos: cozidos al dente são melhores do que crus. Prefira aspargo, beterraba, cenoura, pepino e batata-doce. Reduza brócolis, repolho, couve-flor, cogumelos, folhas verdes e pimentas.

Grãos: arroz, trigo e milho são os melhores, bem como aveia cozida.

Óleos e alimentos gordurosos: são ótimos, pois lubrificam a secura de *vata*.

Condimentos: cardamomo, cominho, gengibre, canela, sal, cravo, semente de mostarda, pimenta-preta, assa-fétida, alho e cebola cozidos, basílico, orégano, alecrim. Evite coentro, açafrão e cúrcuma.

Carnes: frango, peixe, peru e, em pequena quantidade, frutos do mar.

Castanhas: em pequena quantidade.

Tahine (pasta de gergelim)

Lassi (tradicional bebida indiana; a receita está no final deste capítulo)

Tofu e *mung dahl* (espécie de lentilha indiana)

A DIETA IDEAL PARA *PITTA*

As comidas frias e os líquidos são importantes para equilibrar esse *dosha* quente. O ideal é privilegiar os sabores doce, amargo e adstringente, e reduzir o consumo de alimentos picantes, salgados e azedos. *Pitta* não deve comer pratos muito quentes, preferindo a temperatura morna. Os crus, como saladas e *sushis*, são ótimas pedidas.

Frutas: doces como uva, melão, cereja, coco, manga, laranja doce e figo. Reduza a quantidade de frutas cítricas como grapefruit, damasco e todas as frutas vermelhas.

Vegetais e cogumelos: os melhores são aspargo, pepino, batata, batata-doce, verduras de folhas verdes, abóbora, brócolis, couve-flor, alface, abobrinha, repolho e cogumelos. Reduza tomates, pimentas, cenoura, beterraba, berinjela, cebola e alho.

Grãos: arroz, trigo, cevada e aveia.

Carnes: peixes, carne branca de frango, faisão e peru. Evite carnes vermelhas e frutos do mar.

Laticínios: leite e manteiga em quantidade moderada. Se possível, prefira o *ghee* à manteiga. Cuidado com os iogurtes e queijos amarelos porque o sabor azedo agrava *pitta*.

Saladas: são uma ótima pedida, principalmente no verão.

Chá de menta

Sorvetes: na hora do almoço.

Cereais (com leite frio)

Óleos: de oliva, coco e girassol.

Condimentos: canela, coentro, cardamomo, erva-doce, endro, menta, açafrão e cúrcuma. Evite os condimentos muito picantes.

Evite: ovos e nozes, exceto as sementes de abóbora e de girassol.

A DIETA IDEAL PARA *KAPHA*

Pesado, oleoso e frio, *kapha* deve favorecer comidas leves, secas e quentes, e os sabores picante, amargo e adstringente. Ao mesmo tempo, deve controlar o consumo de alimentos doces, azedos e salgados.

Laticínios: aumentam a mucosidade, o que agrava *kapha*, então o melhor é consumir leite desnatado, fervido, e em pouca quantidade. Adicionar gengibre ou cúrcuma também é uma boa ideia.

Frutas: maçã, pera, damasco e romã, pois são leves e secas. Evite as frutas pesadas, como banana, tâmara, manga, mamão, abacate e coco, e também as frutas ácidas.

Leguminosas: todas, menos feijão de soja e tofu.

Grãos: prefira cevada, milho e aveia. Reduza arroz e trigo.

Castanhas: devem ser consumidas com muita moderação.

Condimentos: todos são bons, exceto sal.

Óleos: de milho e girassol.

Sementes: de abóbora e de girassol.

Evite: doces e adoçantes. Mel é o único tipo de adoçante recomendado e não pode ser cozido.

Vegetais e cogumelos: praticamente todos, incluindo aspargos, beterraba, brócolis, cenoura, couve-flor, repolho, berinjela, alho, folhas verdes, cogumelo. Reduzir o consumo de tomate, pepino, batata-doce e abobrinha.

Carnes: brancas de frango e peru e frutos do mar. Reduzir carnes vermelhas.

Outras observações: Comece as refeições com os sabores amargo e picante para diminuir o apetite. Tome chá de gengibre durante as refeições.

FONTES DA JUVENTUDE

A ingestão de água é fundamental para o equilíbrio de todos os *doshas*. É uma das mais eficazes maneiras de eliminar toxinas, por meio da urina e do suor, e a verdadeira fonte da juventude. Estudos comprovam que nossa sensibilidade à sede diminui com a idade, ou seja, com o tempo, passamos a sentir menos sede. Ao mesmo tempo, a desidratação acelera o processo de envelhecimento. Portanto, beber água rejuvenesce.

A maioria das pessoas não bebe água suficiente e não sabe disso, ainda que possa apresentar um ou mais sintomas da desidratação, como dor de cabeça, prisão de ventre e pele seca. No Ocidente, costuma-se pregar que todos devem beber dois litros de água por dia, mas para o *Ayurveda* essa é uma medida individual. Quem é *vata* deve beber muita água, em média os famosos dois litros por dia, já que esse *dosha* não tem tal elemento em sua fisiologia. *Pitta* deve beber um pouco menos; e quem é *kapha* deve realmente diminuir a quantidade de água porque já tem excesso dela em sua fisiologia. Mais uma vez devemos observar a terapia dos opostos.

O melhor é sempre dar preferência à água mineral, evitando a água da torneira, mesmo nos lugares em que ela é tratada e, em teoria, potável. Água pura é a melhor bebida que existe.

A alimentação correta também atua em nosso organismo como um remédio contra o envelhecimento, causado pelos radicais livres, moléculas instáveis que apresentam número ímpar de elétrons e prejudicam nossas células.

Agressões como a poluição, o cigarro e o álcool levam ao acúmulo de radicais livres, que então precisam ser combatidos. A simples ingestão de frutas e vegetais com poder antioxidante ajuda a suprir as deficiências vitamínicas e a reverter drasticamente a idade biológica. Como já dissemos, o melhor é sempre optar pelos orgânicos, pois os agrotóxicos também são fonte de radicais livres.

Alguns alimentos que ajudam a manter a juventude:

- brócolis
- couve-flor
- tomate
- folhas verdes em geral
- iogurte magro
- germe de trigo
- aveia
- alho
- cebola
- pão integral
- tofu
- salmão
- morango
- lentilha
- figo seco
- suco de laranja
- banana
- leite
- mel
- *ghee*
- amêndoas
- maçã
- chá verde

CARDÁPIOS PARA OS *DOSHAS* ELABORADOS PELA NUTRICIONISTA AYURVÉDICA MARISE BERG

Observações:

1. As opções de café da manhã e lanche podem ser invertidas, de acordo com a conveniência e com a potência digestiva (sem fome, não se deve fazer refeições forçadamente, apenas beber um chá morno e digestivo como gengibre, canela ou erva-doce).

2. Para as pessoas que desejam excluir o leite de vaca e os laticínios da dieta, sugerimos a substituição por leites vegetais (de aveia, arroz, inhame ou castanhas). Mas lembre-se que esses leites, apesar de serem ótimos substitutos na culinária, não são fontes significativas de cálcio.

VATA	
Desjejum	1 xícara de água morna + suco de ¼ de limão + 1 colher de chá rasa de açúcar mascavo ou demerara + 1 pitada de sal De 1 a 3 ameixas pretas deixadas de molho em água filtrada à noite (beber a água também)
Café da manhã	1 copo de suco de 2 frutas doces + 1 vegetal preparado na centrífuga ou peneirado para remover as fibras e facilitar a digestão: abacaxi doce, laranja-lima, figo, kiwi, mamão, manga, pêssego ou uvas + cenoura ou beterraba 1 a 2 tapiocas ou torradas com geleia de frutas ou *ghee*
Lanche da manhã	1 copo de *lassi* (bebida feita de iogurte integral diluído, temperado com gengibre, canela e cardamomo em pó e 3 amêndoas)
Digestivos (15 minutos antes do almoço)	Conserva de gengibre ou cristais de gengibre
Bebida opcional (antes ou durante o almoço)	100 ml a 150 ml de água em temperatura ambiente, chá de erva-doce ou gengibre, ou limonada
Almoço (entre 12h e 14h)	½ pires de salada verde temperada com azeite, limão e especiarias frescas (azeitonas, manjericão, alecrim, pimenta-rosa, alho assado) Arroz *basmati* temperado com sementes de mostarda Ervilhas partidas (temperadas com assa-fétida e louro) Vegetais grelhados (temperados com gengibre em pó) *Samosa* integral de legumes ou omelete Após o almoço, mastigar sementes de erva-doce.
Lanche da tarde	*Chai* (chá digestivo de especiarias com canela, cardamomo, gengibre, açafrão-da-terra, cravo e pimenta-do-reino) com leite de vaca ou de cereais Torradas com queijo branco ou requeijão
Jantar (2 horas antes de se deitar)	Risoto de grãos de quinoa branca com vegetais refogados em azeite extravirgem e especiarias

Ceia	½ xícara de leite de vaca (fervida com ½ xícara de água por 3 minutos + ¼ de colher de chá de açafrão-da-terra em pó e 1 pitada de noz-moscada moída na hora)
Hidratação	6 a 8 copos de líquido por dia: água, água de coco, sucos e chás

PITTA	
Desjejum	1 xícara de água morna + 50 ml de suco de aloé 1 colher de sopa de uvas-passas deixadas de molho em água filtrada à noite (beber a água também)
Café da manhã	Vitamina de 2 frutas e vegetais preparada com água filtrada no liquidificador (não coar): abacaxi doce, amora, caqui, figo, framboesa, goiaba, laranja-lima, maçã, mamão, pera, romã ou uva + cenoura ou beterraba + 1 colher de sopa de aveia + ½ colher de sopa de linhaça + 1 talo pequeno de salsão Pão integral com *ghee* ou manteiga
Lanche da manhã	Frutas frescas ou *lassi* (bebida feita de iogurte integral diluído, temperado com gengibre, cardamomo em pó e água de rosas)
Bebida opcional (antes ou durante o almoço)	100 ml a 150 ml de água em temperatura ambiente, chá de erva-doce ou gengibre, ou limonada
Almoço (entre 12h e 14h)	1 pires de salada verde temperada com azeite, limão e especiarias frescas (manjericão, alecrim, pimenta-rosa) Arroz integral 7 grãos (temperado com sementes de mostarda) Grão-de-bico (temperado com assa-fétida, louro e sementes de *ajwain*) Vegetais grelhados (temperados com gengibre em pó) *Samosa* integral de legumes ou omelete Após o almoço, mastigar sementes de erva-doce.
Lanche da tarde	Pão sueco com queijo branco e chá de hibisco
Jantar (2 horas antes de se deitar)	Risoto de grãos de quinoa mista (branca, vermelha e preta) com vegetais refogados em azeite extravirgem e especiarias

Ceia	1 xícara de leite de vaca morno temperado com 1 pitada de pistilos de açafrão e água de rosas
Hidratação	6 a 8 copos de líquidos por dia: água, água de coco, sucos e chás

KAPHA	
Desjejum	1 xícara de água morna + suco de ¼ de limão + 1 colher de chá rasa de mel
Café da manhã	1 xícara de chá digestivo (canela, gengibre, cravo) com leite de cabra ou de soja Pão de centeio ou *chapati* com patê de vegetais ou tofu
Lanche da manhã	Frutas frescas ou vitamina de frutas e vegetais preparada com água filtrada no liquidificador (não coar): amora, framboesa, goiaba, laranja-pera, maçã, pera, pêssego ou tamarindo + inhame, couve, salsa + 1 colher de sopa de aveia + ½ colher de sopa de linhaça + 1 talo pequeno de salsão
Digestivos (15 minutos antes do almoço)	Conserva de gengibre ou cristais de gengibre
Bebida opcional (antes ou durante)	100 ml a 150 ml de água em temperatura ambiente ou chá de erva-doce ou gengibre ou canela ou limonada
Almoço (entre 12h e 14h)	1 pires de salada verde temperada com azeite, limão e especiarias frescas (manjericão, alecrim, pimenta-rosa, alho assado) Arroz integral 7 grãos (temperado com sementes de mostarda) Grão-de-bico (temperado com assa-fétida, louro e sementes de *ajwain*) Vegetais grelhados (temperados com gengibre em pó) Omelete de claras e vegetais Após o almoço, mastigar sementes de erva-doce.
Lanche da tarde	*Chai* (chá digestivo de especiarias com gengibre, canela, cravo, erva-doce, açafrão-da-terra) e gelatina vegetal de goiaba ou frutas vermelhas

Jantar (2 horas antes de se deitar)	Risoto de grãos de quinoa mista (branca, vermelha e preta) com vegetais refogados em azeite extravirgem e especiarias
Ceia	Chá de sementes de mostarda-preta, erva-doce e canela
Hidratação	6 a 8 copos de líquidos por dia: água e chás

CARDÁPIOS PARA O CLIMA FRIO

VATA	
Desjejum	1 xícara de água morna + suco de ¼ de limão + 1 colher de chá rasa de açúcar mascavo ou demerara + 1 pitada de sal 1 a 3 ameixas pretas deixadas de molho em água filtrada à noite (beber a água também)
Café da manhã	*Chai* (chá digestivo de especiarias com gengibre, canela, cravo, erva-doce, açafrão-da-terra) com leite de vaca Mingau de aveia com canela (pode adicionar uvas-passas, damasco ou tâmaras)
Lanche da manhã	Quentão de uvas vermelhas com canela e gengibre
Digestivos (15 minutos antes do almoço)	Conserva de gengibre, cristais de gengibre ou chutney
Bebida opcional (antes ou durante o almoço)	100 ml a 150 ml de água em temperatura ambiente, chá de erva-doce ou gengibre
Almoço (entre 12h e 14h)	1 pires de legumes e verduras refogados com azeite e especiarias (azeitonas, manjericão, alecrim, orégano, gengibre, cebolinha) 1 copinho de caldinho de feijão (temperado com assa-fétida e louro) Massa ao molho sugo com manjericão Após o almoço, mastigar sementes de erva-doce.
Lanche da tarde	Frutas assadas com *ghee* e especiarias

Jantar (2 horas antes de se deitar)	Sopa de legumes com mandioca ou batata-doce assada
Ceia	½ xícara de leite de vaca (fervida com ½ xícara de água por 3 minutos) + ¼ de colher de chá de açafrão-da-terra em pó e 1 pitada de noz-moscada moída na hora + 3 amêndoas (bater todos os ingredientes no liquidificador)
Hidratação	6 a 8 copos de líquido por dia: água, água de coco, sucos e chás

PITTA	
Desjejum	1 xícara de água morna + suco de ¼ de limão + 1 colher de chá rasa de açúcar mascavo ou demerara 1 colher de sopa de uvas-passas deixadas de molho em água filtrada à noite (beber a água também)
Café da manhã	Mingau de aveia com leite de vaca e especiarias
Lanche da manhã	*Chai* Pão integral ou sueco com *ghee* ou manteiga ou geleia de frutas
Digestivos (15 minutos antes do almoço, se necessário)	Conserva de gengibre, cristais de gengibre ou chutney
Bebida opcional (antes ou durante o almoço)	100 ml a 150 ml de água em temperatura ambiente ou chá de erva-doce
Almoço (entre 12h e 14h)	1 pires de legumes e verduras refogados com azeite e especiarias (manjericão, alecrim, orégano, gengibre, cebolinha) Quibe de vegetais com tofu Lentilha canadense (temperada com louro e assa-fétida) 1 ovo poché Após o almoço, mastigar sementes de erva-doce.

Lanche da tarde	Suco integral de uvas Biscoito integral de aveia 1 porção de sementes de girassol ou abóbora (1 colher de sopa cheia)
Jantar (2 horas antes de se deitar)	1 pires de legumes e verduras refogados com azeite e especiarias (manjericão, alecrim, orégano, gengibre, cebolinha) Sopa de cenoura com quinoa e gengibre
Ceia	½ xícara de leite de vaca (fervida com ½ xícara de água por 3 minutos) + ¼ de colher de chá de açafrão-da-terra em pó e 1 pitada de noz-moscada moída na hora + 3 amêndoas (bater todos os ingredientes no liquidificador)
Hidratação	6 a 8 copos de líquido por dia: água, água de coco, sucos e chás

KAPHA	
Desjejum	1 xícara de água morna + suco de ¼ de limão + 1 colher de chá rasa de mel ½ mamão papaia
Café da manhã	1 xícara de café ou *chai* ou chá preto com leite de cabra ou de soja Pão de centeio ou *chapati* com patê de vegetais com tahine
Lanche da manhã	Chá verde com mel e 1 fruta aquecida (maçã, pera, pêssego)
Digestivos (15 minutos antes do almoço)	Conserva de gengibre, cristais de gengibre ou chutney
Bebida opcional (antes ou durante o almoço)	100 ml a 150 ml de água em temperatura ambiente ou chá de canela ou gengibre

Almoço (entre 12h e 14h)	1 pires de legumes e verduras refogados com azeite e especiarias (manjericão, alecrim, orégano, gengibre, alho, cebolinha) Quiche integral de legumes com tofu Cevadinha refogada com legumes Feijão com caldo (temperado com assa-fétida, cominho e louro) Após o almoço, mastigar sementes de erva-doce.
Lanche da tarde	Gelatina vegetal de frutas ou 1 porção de sementes de girassol torradas
Jantar (2 horas antes de se deitar)	1 pires de legumes, verduras e cogumelos refogados com azeite e especiarias (manjericão, alecrim, orégano, gengibre, alho, cebolinha) Sopa de vegetais com lentilhas (sem casca, do tipo árabe) ou quinoa
Ceia	1 xícara de chá de sementes de feno-grego e erva-doce, gengibre seco e cravo
Hidratação	6 a 8 copos de líquido por dia: água e chás

ALIMENTOS E *DOSHAS*: VER APÊNDICE [pp. 208-31]

4. Exercícios físicos

Se tivéssemos que escolher apenas uma atitude para contribuir com um processo saudável de envelhecimento, seria a adoção de uma rotina diária de exercícios físicos. Para nossa sorte, esse não é o caso e temos à disposição inúmeras outras ferramentas — a nutrição, a meditação, a visualização etc. — que, somadas, tornam essa jornada prazerosa e muito eficaz. Mas o exercício físico merece destaque porque ele é a fundação da saúde do corpo, capaz até de compensar escorregões em outras áreas.

Todos temos que nos movimentar — e isso é mais fácil do que parece. O simples fato de abandonar o sedentarismo já traz benefícios. A Organização Mundial da Saúde considera "ativo" quem gasta no mínimo 2200 calorias por semana, o equivalente a trinta minutos diários de atividade física. E por atividade física se entende qualquer situação em que a pessoa pelo menos dobre o seu gasto de energia, ou seja, dobre a velocidade de seu metabolismo. Essas atividades podem ser formais — os chamados exercícios físicos, como pedalar, nadar, dançar —, mas também podem ser ocupacionais, como subir escadas, carregar peso, limpar a casa. E mais: os trinta minutos diários não precisam ser contínuos. Uma pessoa que ao longo do dia realize alguns minutinhos de atividades físicas terá todos os benefícios, desde que a soma dos tempos em atividade totalize um mínimo de trinta minutos. Portanto, vale repetir: é fácil ser ativo! Só exige força de vontade e compromisso consigo mesmo.

E, no entanto, nos grandes centros urbanos, apenas 30% das pessoas são ativas, enquanto os outros 70% correspondem aos sedentários. Esse dado é alarmante.

O ideal é que todos escolham um exercício físico de que gostem verdadeiramente e o encaixem na rotina. Os benefícios são muitos: pode-se estabelecer objetivos não apenas de saúde, mas também estéticos (como aumentar a massa muscular, definir, enrijecer), aprende-se algo novo, em geral se conhece um grupo de pessoas que também adota aquela prática, e tudo isso auxilia a persistir.

Para definir o exercício certo para você, é bom saber qual o seu *dosha*. E levar em conta, é claro, seu objetivo e idade. Mas que fique claro: sempre é tempo de começar. Não importa que você tenha sido sedentário a vida inteira; importa que, a partir do dia em que uma pessoa coloca o corpo para mexer, os benefícios dessa prática começam a se instalar.

MENOS É MAIS

Ao exercitar-nos, é importante ter em mente que devemos ter disciplina e nos esforçar para melhorar sempre, mas não devemos fazer esforços excessivos. A natureza funciona segundo o princípio de fazer menos e realizar mais. Dessa forma não se desperdiça energia — ao contrário, busca-se a sinergia, ou seja, aproveita-se um movimento que já esteja ocorrendo espontaneamente para impulsionar outro.

Pense nos pássaros: eles não se esforçam para voar, apenas voam. Um estudo do Royal Veterinary College, de Londres, publicado no início de 2014, mostrou que, ao se deslocarem em bandos que formam a letra V no céu, cada pássaro aproveita com perfeição o impulso gerado pelo deslocamento de ar causado pelo bater de asas da ave à sua frente. Ou seja, cada um se coloca instintivamente na formação de maneira a despender o mínimo de energia para voar. Assim é com tudo no mundo natural. Quando você está alinhado com a lei do mínimo esforço, ela conspira a seu favor, gerando os eventos sincrônicos (as chamadas coincidências), tão poderosos que têm a capacidade de mudar nosso destino de uma maneira muito satisfatória. Ou seja, esqueça a antiga máxima "Sem dor não há ganho" (em inglês, o famoso *no pain, no gain*).

Segundo o *Ayurveda*, o ser humano deve se exercitar até a metade de sua capacidade. Ir além disso é desconsiderar os ritmos naturais, o que gera desequilíbrio e pode levar a lesões. Isso quer dizer que não se pode fazer exercícios todos os dias? Não, significa que não se deve passar três horas por dia malhando. O ideal é treinar por períodos mais curtos, entre trinta e 45 minutos, e alternar exercícios de força, condicionamento cardiovascular e flexibilidade.

Após os quarenta anos, o principal desafio para homens e mulheres passa a ser a perda de massa muscular, que é gradualmente substituída por gordura. É possível impedir que esse processo ocorra e até aumentar os músculos por meio de técnicas anaeróbias, ou seja, por meio de exercícios de força, que contraem os músculos contra uma resistência e utilizam uma forma de energia que não vem do oxigênio, daí o seu nome. Em resumo, são práticas de alta intensidade e curta duração, como a musculação.

Assim, seja qual for a prática corporal escolhida, o ideal é incluir um pouco de musculação na rotina, combinada com exercícios aeróbicos, aqueles fundamentalmente ligados ao movimento, como corrida e natação. Nessas práticas o oxigênio funciona como fonte de energia a ser utilizada pelo músculo. Os exercícios aeróbios estimulam o sistema cardiorrespiratório e aceleram o metabolismo. Isso porque, para suprir o músculo de energia a partir do consumo de oxigênio, o organismo se força a aumentar a capacidade cardíaca e pulmonar.

A flexibilidade muscular, por fim, é um aspecto do corpo que precisa ser muito trabalhado sempre. Ela é considerada pelos Vedas, as antigas escrituras indianas, como o segredo da imortalidade, portanto, é o traço mais importante a ser desenvolvido por quem deseja envelhecer bem, física e psicologicamente.

Com o passar dos anos, o corpo vai endurecendo e as juntas vão enrijecendo. Muitas vezes, a mente faz a mesma coisa. É o caso das pessoas que vivem dizendo que "no tempo delas" era assim ou assado, sempre melhor do que hoje. Isso é necessariamente um engano: o tempo de cada um é aqui e agora. E cabe a cada um trabalhar para que seu corpo e sua mente permaneçam flexíveis e fortes. O exercício físico moderado tem papel fundamental nesse processo permanente.

Mas como é que nós, que vivemos numa cultura que glorifica o sofrimento e o esforço extremo, podemos colocar a lei do mínimo esforço em ação na nossa vida? Três atitudes são necessárias:

- aceitar as pessoas e os acontecimentos como são;
- responsabilizar-se por sua situação pessoal, entendendo que você tem a capacidade de oferecer uma resposta criativa diante de qualquer desafio;
- praticar a vulnerabilidade, ou seja, não ter o anseio de controlar tudo.

O EXERCÍCIO IDEAL PARA SEU TIPO FÍSICO

Qual a melhor modalidade para você? Três aspectos devem ser considerados para se responder bem a essa pergunta:

- o seu biótipo;
- os seus objetivos;
- o que você gosta de fazer.

Leve em conta o seu *dosha*, determinado a partir do questionário do capítulo 2, e lembre-se que você precisará contrabalançar o que tem em excesso. Ou seja, se seu corpo for magro e com poucos músculos, você deverá focar em exercícios para ganhar massa muscular. É a terapia dos opostos aplicada ao treinamento físico.

É igualmente importante saber os seus objetivos. Que tal fazer uma lista deles? Pode ser, por exemplo, melhorar a flexibilidade da coluna vertebral, perder dois quilos ou ganhar massa muscular nas coxas. Pegue um papel e escreva o que você deseja, usando o verbo no presente: “Minha coluna vertebral está mais flexível”. Essa é uma poderosa declaração de intenções. Durante o exercício, a intenção deverá ser potencializada pela atenção — uma combinação que coloca em movimento o universo inteiro, conspirando a seu favor. Assim, a cada treino visualize seu corpo equilibrado, seus músculos fortalecidos abraçando seus ossos íntegros, seus órgãos todos em perfeito funcionamento. E sempre mantenha a respiração consciente, inspirando e expirando com atenção. Quando a mente se distrair, traga-a delicadamente de volta para o momento presente com uma inspiração profunda. E recomece. Use o poder da visualização para criar o corpo que você deseja (no capítulo 10, mergulhamos a fundo na técnica de visualização, para extrair dela todo o seu potencial transformador).

O terceiro fator a se levar em conta é o que você gosta de fazer: treinar numa academia, dançar, lutar, nadar? Ao adotar uma atividade física que apreciamos, ela deixa de ser uma obrigação para se tornar um prazer. Assim o corpo libera a endorfina, o hormônio da felicidade, durante a sua prática, reforçando positivamente a sua decisão de se exercitar e fazendo com que você queira sempre repetir a experiência.

Veja, abaixo, algumas sugestões de atividades físicas condizentes com cada *dosha*.

VATA

Como já vimos, as pessoas cujo *dosha* predominante é *vata* são magras, têm baixo teor de gordura e de musculatura no corpo, juntas e ossos frágeis (pelo excesso do elemento ar, que tende a causar artrites e osteoporose). Falta o elemento água em sua fisiologia, o que as torna literalmente secas (pele, cabelo, forma de falar). Sua energia vem em ondas, ou seja, num dia podem estar cheias de vida e no outro não.

Levando em consideração a terapia dos opostos, *vata* precisa de exercícios para aumentar a força muscular. Assim, a musculação é muito indicada, e terá seus efeitos multiplicados se você visualizar os músculos abraçando os ossos e todo esse conjunto sendo fortalecido pelo prana, que você inala com cada respiração consciente. Todas as formas de dança e o uso de elásticos e molas (nos treinamentos funcionais e no pilates, por exemplo) são excelentes. Já os exercícios aeróbicos devem ser comedidos: evite a corrida e prefira a caminhada, se possível em um ambiente integrado à natureza.

Os treinos devem ser mais curtos e sem muito estresse. Nada de muito esforço nem de muito suor, pois sua constituição é frágil e falta água em sua fisiologia. Por isso mesmo, a hidratação deve ser contínua. A água de coco é uma boa pedida durante o treino. E, antes dele, pode-se tomar uma deliciosa vitamina de proteína em pó com abacate e leite de coco (água e polpa do coco natural).

PITTA

Mulheres e homens que têm uma constituição predominante *pitta* também são magros, mas conseguem ter um teor muscular melhor do que *vata*. Eles têm excesso do elemento fogo e, portanto, devem ter muito cuidado para não se exceder no treinamento, o que eleva ainda mais a temperatura do corpo. Porém, realizar apenas esforços comedidos não é fácil para *pitta*, dada a sua propensão à competitividade.

Por isso mesmo, os exercícios bons para você serão calmos e pedirão uma atitude de interiorização. Um bom exemplo: intercalar musculação com elásticos, pilates e alongamento. Já o exercício aeróbico deve ser comedido para não aumentar o fogo. A dança pode ser feita sem medo e a corrida é boa, desde que sem excesso e de preferência em meio à natureza, inalando o prana do universo. Mas a atividade ideal é a natação, pois a água apaga o fogo excessivo, equilibrando esse *dosha*.

Os treinos podem ser mais fortes e um pouco mais longos do que aqueles recomendados para *vata*, mas é importante intercalar esforço e descanso para gerar equilíbrio e minimizar o aumento da temperatura corporal. A hidratação é a mesma recomendada para *vata*: com água de coco durante o treino, excelente para refrescar o calor de *pitta* e repor o suor perdido, já que essas pessoas tendem a suar bastante; e, antes da malhação, a vitamina de proteína com abacate e leite de coco também indicada para *vata*, acima.

KAPHA

A principal característica desse *dosha* é a estrutura física mais sólida e pesada, condizente com os elementos água e terra, que o compõem. Em desequilíbrio, isso gera letargia e preguiça. Para contrabalançar essa tendência, escolha exercícios de ritmo acelerado, que favorecem a perda do excesso de peso e eliminam a linfa. Tenha disciplina e movimente-se todos os dias, em treinos mais longos, de até uma hora e meia.

Os exercícios aeróbios devem ser priorizados: corrida e artes marciais são excelentes opções. Durante o treino, a água de coco repõe os aminoácidos e nutrientes perdidos, e é recomendável, só que em quantidades menores do que a que deve ser ingerida por *pitta* e *vata*. O descanso também pode ser mais breve.

IOGA PARA TODOS

Seja você *vata*, *pitta* ou *kapha*, há um tipo de exercício que sugerimos incorporar em sua rotina: a ioga. Essa prática tem um papel muito importante no preparo do corpo e da mente para atravessar com saúde todas as fases da vida e é um dos melhores alicerces na construção de um envelhecimento saudável e feliz. A ioga trabalha igualmente força, equilíbrio e flexibilidade, acalma pensamentos e emoções, melhora a criatividade e muito mais. Sua primeira descrição está nos Vedas, espécie de grande enciclopédia indiana que reúne conhecimentos datados de mais de 6 mil anos. É nos Vedas que se encontra o *Ayurveda*, a tradicional medicina indiana. As duas disciplinas — ioga e *Ayurveda* — são consideradas irmãs, pois uma potencializa os efeitos da outra, colocando-nos numa rota garantida de bem-viver.

Pessoas de todas as idades podem começar a praticar ioga, desde que se atente para algumas contraindicações: problemas de coluna, de coração, hipertensão, glaucoma, gestação, problemas neurológicos e psiquiátricos (como esquizofrenia). Como é indicado no caso de qualquer atividade física, consulte um médico antes de começar. Também é importante fazer uma avaliação prévia com um quiropraxista, que verificará o estado de sua coluna vertebral.

De uns anos para cá, muito se fala em ioga e suas modalidades: *power*, *hatha*, *iyengar*, *ashtanga*... São várias as linhas, inúmeras as escolas. Os alunos muitas vezes buscam na ioga o corpo perfeito tão exposto na mídia: magro, sarado, forte, flexível. Sim, a prática da ioga pode levar homens e mulheres a conquistar esses atributos. Mas seu intuito não é esse. Na verdade, para merecer o nome de ioga, a prática precisa ir além desses objetivos.

A palavra "ioga" vem do sânscrito "yuj", que quer dizer "unir". Seu objetivo é a união de corpo, mente e espírito, e desse trio com o universo. Para tanto, propõe toda uma filosofia de vida, que deve ser observada a cada minuto do nosso dia.

A FILOSOFIA DA IOGA

Em seus primórdios, o ensinamento da ioga só tinha início quando o mestre aceitava o aluno. O treinamento começava pela formação do caráter, sem que o aluno pudesse fazer qualquer postura física. Apenas quando os valores estavam bem compreendidos e eram praticados pelo pupilo é que ele podia começar a rotina de exercícios físicos. Afinal, de que adianta conseguir se colocar numa postura de circo e, assim que termina a aula, encrencar com as pessoas na rua?

A filosofia da ioga nos ensina o que fazer (os chamados *niyamas*) e o que não fazer (*yamas*). E, ao abraçar realmente essas instruções e aplicá-las no dia a dia, mudamos nossa vida significativamente. Lembre-se: quando você quer aprender alguma coisa, primeiro precisa ter a intenção (que você já tem, caso contrário, não estaria lendo este livro) e então aplicar toda a sua atenção ao assunto. Depois, basta dar tempo ao tempo para que o aprendizado processado no nível racional seja incorporado na vivência diária. Veja a seguir quais são os dez princípios que formam o caráter do praticante de ioga.

Não violência: É um dos valores mais importantes da ioga. Devemos ser pacíficos em pensamentos, sentimentos, palavras e atitudes.

O princípio da não violência nos ensina a só fazer aos outros o que gostaríamos que fizessem a nós e também a ser coerentes, isto é, a sempre agir de acordo com o que pensamos. Se você pensa de um jeito mas age de outro, está se violentando e instalando uma grande confusão em suas células, o que, mais cedo ou mais tarde, terá reflexos em sua saúde. A violência consigo mesmo é, portanto, um boicote de consequências profundas para a saúde física e mental. Ela gera frustração e baixa a autoestima, o que desencadeia uma avalanche de hormônios nefastos em nossa fisiologia.

A violência do mundo exterior não é nada mais do que um reflexo da nossa violência interior, a qual tem muitos nomes: angústia, medo, ansiedade, carência afetiva... Se escolhermos transformar nossos pensamentos, sentimentos, emoções e ações em instrumentos de paz, poderemos mudar não somente a nossa vida, mas a de todo mundo.

Que tal então assumir o compromisso consigo mesmo de trazer paz para sua vida? Faça um voto de paz repetindo todos os dias, logo cedo pela manhã: "Eu assumo o voto de paz através dos meus pensamentos, ações e palavras, e faço da harmonia interior a minha prioridade". Esse voto é um ensinamento de Mother Maya, uma pioneira nos estudos do *Ayurveda* no Ocidente, autora de livros (alguns já publicados no Brasil) e uma grande representante da paz no mundo.

Verdade: É comum no Ocidente dizermos que há muitas versões da verdade, e que cada pessoa tem a sua. É uma colocação que combina perfeitamente com uma sociedade baseada na individualidade, e tem o grande valor de mostrar que é preciso se colocar no lugar do outro para entender seu ponto de vista.

Mas, para além das verdades individuais, existem as verdades universais. E uma delas é que nós devemos ser honestos nos nossos pensamentos, palavras e ações. A peneira da verdade é a primeira das três pelas quais devemos passar todas as nossas palavras e atitudes antes de seguirmos adiante com elas. Esse é um ensinamento de Sócrates, o filósofo grego. Um dia, ele recebeu um amigo que disse ter vindo contar-lhe algo a respeito de outro amigo deles. Sócrates então disse ao amigo que, antes de falar, passasse o que queria dizer por três peneiras: a da verdade, perguntando-se se o que ia contar era verdadeiro; a da bondade, analisando se o que ia dizer era bondoso; e a da utilidade, avaliando se era mesmo útil a informação que passaria adiante.

Em outras palavras, o ensinamento de Sócrates é que, antes de qualquer palavra ou atitude, devemos nos perguntar: isso é verdadeiro, bom e útil para todos os envolvidos? E só se a resposta for sim convém ir adiante. Essa não é uma atitude fácil, pois o ego está sempre em busca de poder, controle e aprovação, e pensa em si antes de considerar os outros. Mas é um exercício fundamental para quem deseja viver com mais saúde e felicidade.

Também respeite sempre a verdade alheia. Ninguém precisa ter sempre razão. Leve em consideração o ponto de vista do outro, treinando sua capacidade de ouvir, sua paciência, compreensão e compaixão por todos os seres vivos.

Integridade: Eis um valor que, quando praticado, traz uma grande paz para a consciência. Ser íntegro, correto, não roubar — nem mesmo ideias — é fundamental. Não devemos desconsiderar a lei do retorno, segundo a qual tudo o que fazemos aos outros voltará para nós de alguma maneira. Assim, ser íntegro e correto faz com que, de algum modo, todas as pessoas à sua volta também sejam íntegras e corretas. E existe algo melhor do que criar uma corrente desse tipo? Se todos agirem corretamente, quantas aflições podem ser eliminadas!

Uso consciente da energia sexual: Vivemos em uma sociedade hipersexualizada. O sexo é utilizado para vender de tudo: basta ligar a televisão para ser assaltado por uma enorme quantidade de imagens que remetem ao sexo — e isso até na programação voltada para crianças. Esse é um contexto que transforma pessoas em objetos, e o sexo em mero divertimento inconsciente.

A tradição iogue ensina que a energia despendida no sexo é muito grande, e portanto deve ser bem direcionada. O encontro sexual é encarado como uma troca, e, quanto mais igualitária ela for, melhor. No ato de dar e receber carinho e amor, o ser humano usa sua energia e ao mesmo tempo recebe energia do outro, de forma revigorante. Mas quando o sexo é despropositado, aleatório e animalesco, representa um desperdício energético, o que só acelera o processo de envelhecimento, além de ter outras possíveis consequências para a vida emocional.

A melhor maneira de encarar o sexo é mesmo como um fazer amor, o que significa escolher parceiros que estejam vibrando no mesmo ritmo que você e respeitar e reverenciar o outro por inteiro: corpo, mente e espírito. Assim se entra no nível da sutileza, em que as recompensas sensoriais são maiores e alimentam nossas células e canais energéticos.

Desapego: É normal: tomamos nossas atitudes esperando determinados resultados. Muitas vezes, porém, não chegamos aonde desejávamos e isso gera um turbilhão de pensamentos que nos aflige. As Escrituras antigas, contudo, ensinam o contrário disso: segundo elas, devemos agir e fazer sempre o nosso melhor, mas sem esperar nada em troca. Fazemos o melhor porque acreditamos que é o correto, e nos desapegamos dos resultados. Dessa maneira, aceitamos sem drama o que quer que aconteça. O desapego acalma e aquieta, liberando assim energia extra para que nossas ações sejam mais efetivas e tenham um alcance maior.

Para o *Ayurveda*, cada momento é como deve ser. Existe no universo uma inteligência suprema que tudo rege, e, apesar de não conseguirmos ver o contexto maior (a *big picture*, como dizem os norte-americanos), devemos aceitar a perfeição de cada instante.

Um ótimo exercício para fazer toda manhã, ou em qualquer momento de estresse, é fechar os olhos e repetir mentalmente: “Eu confio, eu entrego, eu aceito, eu agradeço”.

Limpeza: O conceito de limpeza e de purificação, em todas as áreas, é muito importante para quem quer cultivar o bem viver.

Ao pensarmos no corpo, temos, de um lado, a limpeza feita no banho e, de outro, a purificação interna de órgãos e sentidos, obtida por processos de desintoxicação. Pense aqui em uma alimentação saudável, mas também em respirar ar puro, evitar poluição sonora e visual, ondas magnéticas e outros tipos de agressão ao organismo.

A limpeza aqui também se refere aos pensamentos e emoções. É preciso realizar periodicamente uma faxina interna, para não acumular sujeira na mente e no coração. O perdão é um dos aliados mais efetivos nessa purificação, pois nos faz deixar de lado os sentimentos ruins, substituindo-os por pura luz.

Contentamento: É muito comum ficar contente porque ganhamos um presente ou porque nosso amor telefonou ou porque nosso filho nos encheu de orgulho. Mas não é desse contentamento que estamos falando. Estamos nos referindo, isso sim, ao contentamento pelo simples — e tão relevante! — fato de estarmos vivos, aqui e agora, que em sânscrito tem o nome de *santocha*.

Santocha depende de transferir o ponto de referência de fora para dentro. Quando se consegue fazer isso, há uma libertação do que os outros pensam, das coisas materiais, de tudo o que não seja a nossa própria consciência, e esse estado gera uma atitude de paz, mesmo vivendo em meio ao caos atual.

E assim como o desapego alimenta esse estado especial de "contentamento por ser", o "contentamento por ser" alimenta o desapego. Nesse estado nos encontramos sempre bem, aceitando tranquilamente o que acontece. É a velha história: o sofrimento não está nos fatos em si, mas na nossa percepção deles. Cada momento é exatamente como deveria ser.

Disciplina: Você já ouviu dizer que a disciplina é o fermento do talento? Vale a pena pensar nisso. Como dizia o grande filósofo grego Aristóteles, a disciplina é a vitória da razão sobre o instinto e, portanto, o que nos diferencia dos outros animais. Sem ela, grandes talentos podem ser perdidos e os sonhos continuarão a ser apenas sonhos.

A dedicação, a prática, o compromisso com o que desejamos é que aprimora comportamentos e atitudes e cria em nós os hábitos. Cada ação gera em nossas células uma memória que, quando fortalecida pela repetição, desencadeia o desejo de uma nova ação, formando dessa maneira o hábito.

Auto-observação: Muita gente passa a vida toda sem olhar para dentro de si. Mas como é possível progredir sem uma atenta observação do seu universo interior?

Imagine que somos atores de uma peça que se chama *Vida*. No palco, representamos o papel do que estamos vivenciando neste momento. Agora vamos lhe fazer uma proposta: que uma parte de você se destaque e sente-se na plateia. Assim você se torna ao mesmo tempo sujeito observador e objeto observado. Procure analisar suas atitudes, seus pensamentos, suas ações, suas reações. Analise a sua conduta, mas sem julgar ou criticar. Apenas perceba o que move você. Essa é uma maneira suave de se autoconhecer. E quem se conhece pode melhorar.

Também procure ler, estudar, se informar — sempre por meio de fontes fidedignas. O aprendizado ajuda na evolução do ser. E ninguém merece aprender errado! Em tempos de hiperconexão, de redes sociais e do desmantelamento dos meios tradicionais de informação, só aumentou a necessidade de tomar muito cuidado com o que se lê, se ouve, se compartilha.

Entrega: Depois de fazer a sua parte, colocar a ação em movimento, você entrega o resultado para o universo, confiando que existe uma força maior que agirá a seu favor. Esse é o momento de parar de fazer esforço e relaxar. Quando você faz a sua parte e confia, o restante se encaminha naturalmente.

Uma história que ilustra como funciona essa entrega: há alguns anos, o médico e guru indiano Deepak Chopra veio ao Brasil para fazer uma série de palestras. Numa delas, no Memorial da América Latina, em São Paulo, a energia elétrica acabou de repente. Não havia gerador, então nada funcionava, nem os microfones. Ficamos todos aguardando um tempo, ansiosos para que a luz voltasse. Os minutos passavam e a ansiedade crescia. Até o momento em que percebemos que a energia talvez não voltasse mesmo e que seria melhor pensar em alternativas. Resolveu-se que Chopra faria de novo a palestra no dia seguinte e, como havia alguns lugares vagos, ainda propusemos ao público que cada um trouxesse um amigo, gratuitamente. Assim que o palestrante fez esse anúncio, todos aplaudiram e a ansiedade se desfez. E, como por um passe de mágica, a energia retornou.

IOGA PARA VOCÊ

Com o caráter já formado e fortalecido pela prática desses dez valores, homens e mulheres estão aptos a praticar a parte física da ioga, as posturas, chamadas de asanas (pronuncia-se ássanas), palavra cuja tradução literal do sânscrito é "assento". Sempre pense no significado dessa palavra ao praticar, fazendo os movimentos de maneira confortável, sem exageros e respeitando os seus limites. Lembre-se da lei do mínimo esforço.

Os asanas têm como objetivo primordial abrir os dutos energéticos, promovendo uma purificação e permitindo a livre circulação do prana, energia vital do universo que nos mantém vivos, fortes e saudáveis. Isso tem como consequência uma série de outros benefícios, de saúde física e mental, e até mesmo estéticos. O corpo se torna forte, saudávcl c flcxívcl.

O corpo humano é como uma orquestra. Cada órgão representa um músico diferente e tem uma função dentro do conjunto. Imagine que o piano é o coração, os violinos são os rins, os contrabaixos são os pulmões e assim por diante. Cada músico toca a sua parte na hora do concerto, seguindo a orientação de um maestro. A ioga faz esse papel do regente, garantindo a harmonia do conjunto. Como? Levando cada órgão a trabalhar com perfeição. Mas, como numa orquestra, essa perfeição é uma conquista que se atinge com treino constante.

Três fatores entram nessa equação: intenção, disciplina e tempo. Ioga é uma prática diária e eterna. A cada dia nos aprofundamos nas posturas físicas, nos tornamos mais saudáveis e melhoramos como seres humanos.

Veja aqui alguns dos muitos benefícios de incorporar a ioga em sua vida:

- fortalecimento muscular;
- alongamento e flexibilidade do corpo em geral;
- estímulo e massageamento de todos os órgãos internos;
- fortalecimento dos sistemas endócrino, respiratório, reprodutor e excretor;
- aumento da imunidade;
- aumento da capacidade respiratória;
- melhora da digestão, assimilação e eliminação;
- saúde da coluna vertebral.

A prática ainda auxilia no combate a uma série de doenças, como: reumatismo e artrites em geral, problemas de tireoide, diabetes, desordens menstruais, hipertensão e desordens do sistema nervoso.

Para conhecer melhor as posturas indicadas para cada *dosha*, recomendamos a leitura de nosso livro *Ayurveda: cultura de bem viver*.[1] Aqui, vamos nos concentrar em duas sequências de posturas milenares que podem ser praticadas todos os dias em casa e que beneficiarão igualmente todos os *doshas*. A única recomendação específica para cada *dosha* refere-se ao ritmo dos movimentos e da respiração:

- *vata* deve fazer tudo lentamente e respirar profundamente;
- *pitta* deve fazer num ritmo moderado, com introspecção, e privilegiando a expiração;
- *kapha* deve acelerar o ritmo das posturas e da respiração.

As sequências são: *Surya Namaskar* e *Chandra Namaskar*.[2] Ambas são conduzidas pela respiração, ou seja, é o ritmo de entrada e saída do ar dos pulmões que determina os movimentos do corpo.

Surya quer dizer Sol, em sânscrito. Na Índia, o Sol é considerado uma divindade que protege e guia os seres humanos. O *Surya*

Namaskar é uma reverência ao Sol, que deve ser realizada todas as manhãs: a ideia é começar fazendo um único ciclo e, gradualmente, chegar a doze repetições. Essa prática aumenta a energia, a força, a coragem e a determinação. Com o tempo, você vai perceber como sua atitude perante a vida muda, passando a ser cheia de dinamismo e de otimismo também.

Prepare o espaço para a prática da ioga aromatizando-o com óleo essencial de eucalipto, que energiza e também abre os condutos respiratórios. Mentalmente, faça uma reverência ao Sol, imaginando e sentindo sua luminosidade e calor. Pronto, agora você pode começar.

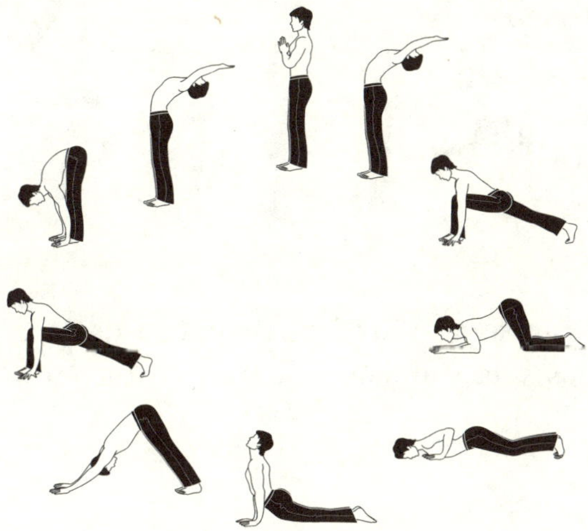

Importante: não faça o *Surya Namaskar* à noite. Essa sequência atrapalha o sono, já que foi desenvolvida para iniciar o dia, enchendo-nos de energia e nos mantendo alertas. Infelizmente esse conceito nem sempre é observado, nem mesmo por escolas e professores de ioga. Para a noite, há um outro exercício apropriado, que é o *Chandra Namaskar*.

Em sânscrito, *Chandra* significa Lua. Essa sequência de posturas é uma reverência à Lua e traz para o praticante o aquietamento e o frescor necessários para ter um sono tranquilo. Novamente a prática deve ser guiada pelo ritmo respiratório.

Prepare o espaço utilizando óleo essencial de lavanda, que acalma e aquieta, ou ylang-ylang, para despertar a sensualidade, caso deseje ter uma noite de prazer.

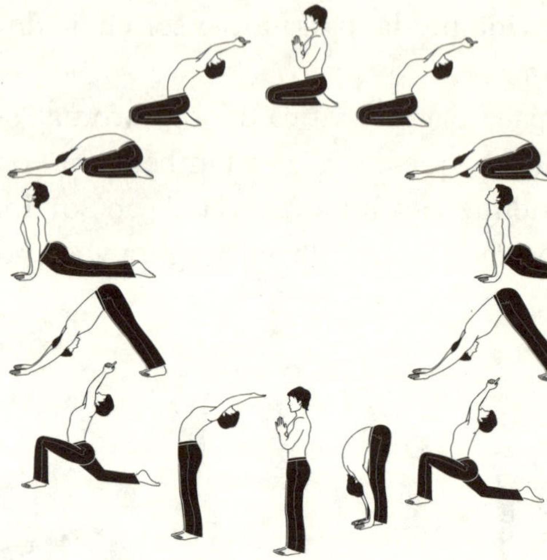

Quem desejar se aprofundar na prática da ioga se beneficiará muito se escolher a modalidade que vai praticar levando em conta o seu *dosha*.

IOGA PARA *VATA*

Flexibilidade e agilidade são os pontos positivos da constituição de *vata*, que ajudam muito na hora de praticar as posturas. Os pontos negativos são as juntas secas, que com o tempo desenvolvem certa rigidez e até artrite.

O segredo da boa prática para *vata* é aprofundar a respiração e fazer os movimentos devagar. Você deve acalmar a mente e as emoções antes de iniciar os exercícios e, durante eles, respeitar seus limites. A intensidade dos asanas deve ser aumentada aos poucos, apenas depois de o corpo estar bem aquecido, o que melhora a circulação e protege as juntas.

Vata é o *dosha* que mais se beneficia com a prática de asanas, que desenvolve a musculatura e fortalece os ossos, dois pontos frágeis dessa constituição. Os exercícios devem ser feitos lentamente, com permanência longa em cada postura, e a respiração deve ser profunda e calma. É preciso trazer a consciência da ligação com a terra, sentir os pés e as mãos firmes no chão. Todas as posturas sentadas e em pé trazem essa experiência de estabilidade. Também são muito benéficas as anteflexões, porque massageiam a sede de *vata*, que é o intestino grosso, o cólon, o osso da bacia, as coxas e a coluna vertebral. Torções e flexões laterais também são bem-vindas, com o cuidado de manter a coluna sempre ereta. *Vata* deve fazer as retroflexões com moderação, para não forçar a coluna vertebral e também para não aumentar o que esse *dosha* já tem em demasia, que são os elementos ar e espaço. O relaxamento também é muito importante para *vata*, pois traz o aquietamento e o descanso tão essenciais para ele.

Tipos de ioga

Ideal: *hatha* ioga e aiur-ioga, técnicas que usam muita introspecção, exercícios respiratórios e meditação.

A evitar: *power* ioga e *ashtanga vinyasa* ioga, pois o movimento intenso da prática vai exacerbar aquele já existente no organismo.

IOGA PARA *PITTA*

A prática para esse *dosha* precisa ser interiorizada, com a intenção de despertar e fortalecer o amor e a compaixão. Esses sentimentos trazem o elemento água (que existe em quantidade insuficiente) para acalmar o fogo excessivo de quem é *pitta*. Ou seja, os asanas precisam refrescar a fisiologia e o temperamento. Do mesmo modo, a respiração durante a prática deve enfatizar a expiração porque resfria o corpo.

Com uma estrutura corporal mais musculosa que a de *vata* e juntas mais lubrificadas, esse *dosha* pode incluir em sua prática movimentos mais rápidos e pulos. Mas deve prestar atenção na parte espiritual, pois sua tendência é tornar-se muito bom na técnica postural (até por seu caráter extremamente competitivo), e esquecer de se voltar para dentro de si mesmo.

Os asanas ideais são as torções e as flexões laterais, porque trabalham a região abdominal (sede de *pitta*), massageando intestino delgado, parte baixa do estômago, fígado e vesícula, e ainda são refrescantes. As anteflexões também são boas, porque massageiam a região abdominal. Todas as posturas em pé e as de retroflexão podem ser praticadas, desde que a pessoa volte seu olhar para dentro de si mesma e não entre em competição. As posturas invertidas só devem ser feitas por períodos breves, para não gerar muito calor na cabeça. O ideal para *pitta* é a invertida sobre os ombros, porque resfria sua fisiologia e preserva a cabeça do aquecimento. O relaxamento é benéfico para esse *dosha*, já que ele tende a querer se esforçar demais.

Tipos de ioga

Ideal: *iyengar*, *hatha*, *power* e *ashtanga vinyasa*. Com seu estilo vigoroso, são todas boas opções para o físico atlético de *pitta*.

A evitar: *power* e *ashtanga* se houver exacerbação do ego e da competitividade e não for controlado o calor no corpo.

IOGA PARA *KAPHA*

Esse *dosha* que combina terra e água precisa de movimento para equilibrar sua tendência à letargia, ao desânimo e à depressão. Isso significa buscar práticas de ioga mais vigorosas e dinâmicas, que esquentem o organismo, provoquem o suor e estimulem você a superar o desafio de cada postura.

A respiração deve ser mais acelerada do que a dos outros *doshas*. A prática também deve ser feita num ritmo mais rápido, e a permanência em cada postura precisa ser mais curta, especialmente nas sentadas, que aumentariam a letargia. Deve-se minimizar a quantidade de anteflexões, que contraem o peito, onde se acumula a energia desse *dosha*. Em compensação, pode-se abusar das retroflexões (que abrem o peito e estimulam o funcionamento dos pulmões e a eliminação de mucosidade), das posturas em pé e daquelas de equilíbrio (que trabalham as emoções e fortalecem o sistema nervoso). O relaxamento deve ser breve ao final da prática e, em vez da tradicional postura deitada, pode-se adotar os joelhos dobrados e as solas dos pés no chão.

Tipos de ioga

Ideal: *power* e *ashtanga vinyasa*, modalidades de ritmo rápido, que energizam e dinamizam, são as mais recomendadas para o *dosha* caracterizado pela lentidão.

A evitar: as práticas muito introspectivas, que aumentariam sua tendência à letargia e à depressão, como *iyengar* com longa permanência nas posturas e *jñana* ioga.

IOGA DA ALMA

O ser humano evolui olhando para dentro de si mesmo e não para fora, evolui ao tirar o referencial do outro para colocar em si. Porém, hoje em dia, a quantidade de estímulos externos e de demandas não para de crescer. Os cinco sentidos, nossos portais de comunicação com o universo, são constantemente inundados por estímulos poderosos, o que dificulta nossa missão de autoestudo.

É preciso, então, abstrair os sentidos, como que fechando as portas para cessar a enxurrada que nos assola a cada momento. Assim começa o processo de aquietamento, o retorno ao lar, que vem a ser o objetivo final da ioga. Foi Patanjali, sábio indiano que viveu no século III a.C., quem definiu essa meta: resgatar o silêncio que é nossa essência, passando então a vivenciar o puro estado de ser.

Além da meditação, que veremos a fundo mais adiante neste livro, a prática das posturas físicas também pode induzir a esse aquietamento. Ao estar verdadeiramente presente no exercício, sentindo cada músculo e tendão do corpo, tendo consciência de cada centímetro de nossa pele, conseguimos prender a mente no aqui e no agora, sem deixá-la escapar para o passado ou o futuro.

Treine o foco no aqui e agora a cada momento do seu dia. Quando estiver escovando os dentes, apenas escove os dentes. Quando estiver se alimentando, apenas se alimente. Como disse Dalai Lama, se você vivenciar o momento presente permanentemente não precisará se sentar para meditar, pois estará em estado de meditação todo o tempo. A partir daí abrimos espaços e conexões neurocerebrais para sermos felizes, para nos sentirmos plenos, completos e partes integrantes do universo.

Tenha em mente uma frase inspiradora do presidente americano Benjamin Franklin, que resume bem o espírito da presença no momento: "Não antecipe problemas nem se preocupe com o que pode nunca acontecer. Permaneça na luz do Sol".

5. Exercícios respiratórios

A primeira coisa que fazemos ao nascer é respirar; a última coisa que fazemos antes de morrer é expirar. A vida começa e termina com a respiração. Podemos ficar alguns dias sem comer, horas sem beber, mas poucos minutos sem respirar. E, no entanto, você já parou para pensar em como respira?

A maioria de nós respira errado. Em razão do estresse contínuo, vamos diminuindo nossa capacidade respiratória. E cria-se um ciclo vicioso, pois quanto mais rápida e curta a nossa respiração, mais aumenta o estresse. Também diminuímos a quantidade de oxigênio e de prana circulando no organismo, o que abre as portas para muitas doenças, algumas tão graves quanto o câncer.

Dentro da tradição milenar da ioga, os exercícios respiratórios são reconhecidos como poderosas ferramentas para aumentar nossa energia vital, imunidade e longevidade. Em sânscrito, eles são chamados de *pranayamas*, palavra formada por "prana" (energia vital) e *ayama* (controle). Ou seja, esses exercícios trabalham o controle sobre a energia vital, a força principal que cria e sustenta o corpo.

Segundo as antigas escrituras indianas, a quantidade de prana é que determinaria nosso tempo de vida. A respiração é a ponte que une o consciente ao inconsciente e o que nos mantém em contato com o momento presente. Assim, dominar a respiração significa dominar a mente e as emoções.

Os seres humanos respiram entre quinze e vinte vezes por minuto, o que significa um mínimo de 21600 vezes por dia. Essa média varia de acordo com o clima, a altitude, o local, a situação etc. No processo respiratório, o organismo promove uma troca de gases: inspiramos o oxigênio, que vai participar da alimentação celular, e expiramos o dióxido de carbono, eliminando as toxinas.

Ao respirarmos de forma acelerada e curta, usamos apenas uma capacidade limitada dos pulmões, captando pouco oxigênio e prana. Desde o início do século XX, pesquisas mostram a relação entre a quantidade de oxigênio circulando no organismo e a ocorrência de doenças. Quando os níveis de oxigênio no sangue estão baixos, as pessoas adoecem ou têm sua longevidade reduzida.

Em 1931, o médico Otto Warburg ganhou o prêmio Nobel de Medicina ao demonstrar que o câncer é anaeróbio, ou seja, não sobrevive a um ambiente altamente oxigenado. Em resumo, ele demonstrou que, entre as diversas causas do câncer, há uma principal: a falta de oxigênio no nível celular.

Uma célula sadia queima oxigênio e glicose para obter energia, e a sobra desse processo é o dióxido de carbono. Essa célula é aeróbia: ela funciona de maneira apropriada na presença de oxigênio suficiente. As células doentes não têm oxigênio suficiente. Para continuarem a produzir energia, elas fermentam a glicose, e resultam desse processo o ácido láctico e o monóxido de carbono. Essa forma ineficiente de produção de energia desgasta tremendamente o organismo.

Germes, fungos, vírus e bactérias também são anaeróbios, o que significa que manter o organismo bem oxigenado previne contra males de todas as espécies.

EMOÇÃO, PENSAMENTOS E RESPIRAÇÃO

Cada estado emocional possui um ritmo respiratório característico, e esse ajuste é feito de forma inconsciente. Quando estamos tensos e agitados respiramos de maneira superficial, acelerada e torácica (o ar para nos pulmões). Quando estamos relaxados ou dormindo, a respiração é profunda, lenta e abdominal.

Nossa respiração também manifesta algumas características de personalidade. Pessoas tímidas ou medrosas, por exemplo, tendem a ter uma respiração mais superficial. Na realidade, toda tensão emocional torna a respiração mais alta e menos profunda. Essas reações são mais facilmente percebidas no caso de emoções intensas. Num momento de grande susto, por exemplo, prendemos a respiração. Se estivermos diante de uma grande paixão, nossa respiração acelera.

E se as emoções influem nos padrões respiratórios, o oposto também é verdadeiro: a forma como respiramos tem impacto decisivo sobre como nos sentiremos. Desse modo, a respiração torna-se uma ferramenta de bem-estar preciosa se for controlada por nós. Imagine a seguinte situação: você tem que comparecer a um local no qual não conhece ninguém. Provavelmente você se sentirá um pouco desconfortável e tímido. E, automaticamente, sua respiração ficará mais superficial. Mas, sabendo disso, você pode intencionalmente respirar mais profundamente do que de costume, o que diminuirá seu nervosismo e tornará mais fácil toda a experiência.

A respiração consciente não só nos leva a estados emocionais desejáveis como também afeta nossos estados mentais. Por isso a meditação, que veremos a fundo no capítulo 9, demanda sempre uma respiração de relaxamento, capaz de potencializar o aquietamento das ondas cerebrais.

Os praticantes avançados de ioga trabalham com retenções para treinar a capacidade respiratória e atingir os efeitos físicos, emocionais e mentais desejados. Essas retenções podem ser com ar (quando paramos de respirar com os pulmões cheios) ou sem ar (com os pulmões vazios). Para muitas pessoas, a retenção sem ar é mais difícil porque nos lembra a morte.

O ser humano tem medo de morrer. Aliás, todos os outros medos decorrem desse medo primordial. E, ao pararmos de respirar, temos a sensação da morte, pois sabemos que é quando soltamos o último alento. Mas, durante a prática da retenção da respiração com os pulmões vazios, devemos pensar não na morte, e sim na conquista da eternidade.

Dizem os Vedas que, quando conseguimos praticar a retenção com facilidade — tanto com ar como sem ar —, atingimos o estado de *raja yoga* ou de meditação. Isso porque esse nível de controle respiratório implica o desligamento dos sentidos e um mergulho interior profundo, o que nos liberta de paixões, ganância, ódio, orgulho, sentimentos que causam tumulto na mente e no coração. Em outras palavras, a retenção nos faz permanecer silenciosos de corpo e mente, oferecendo assim um caminho para atingirmos níveis espirituais mais elevados, para verdadeiramente nos conectarmos à nossa essência.

No começo, o praticante se esforça para reter a respiração. Aos poucos, sempre sob a supervisão de um professor de ioga criterioso, o exercício vai se tornando mais espontâneo e é então que seus benefícios começam a aparecer.

DEVAGAR E SEMPRE

Foi pela observação da natureza que os sábios da Antiguidade perceberam a importância da respiração lenta e profunda. Os animais que respiram dessa maneira vivem mais, como os elefantes e as tartarugas. Já os animais que respiram rapidamente, como pássaros e coelhos, vivem menos.

Com o ser humano acontece o mesmo: ao controlarmos nossa respiração para que seja profunda e lenta, adicionamos anos à nossa vida. Segundo a ciência da longevidade, nosso tempo de existência física é determinado por uma quantidade fixa de respirações, então, ao alongarmos o tempo de inspiração e de expiração, vivemos mais.

Do ponto de vista da alopatia, o que sabemos é que, com a idade, a capacidade respiratória diminui. Portanto, ao treinarmos o controle sobre essa atividade e aumentarmos nossa capacidade respiratória, de fato retardamos o envelhecimento.

Veja os benefícios dos exercícios respiratórios:

- aumentam nossa consciência respiratória;
- aumentam gradativamente nossa capacidade pulmonar, melhorando a oxigenação do organismo, com um consequente aumento da imunidade;
- promovem a limpeza dos pulmões, livrando-os de bactérias e melhorando a circulação do sangue e da linfa;
- aprofundam os ciclos respiratórios, aumentando o poder de contração do diafragma e dos músculos abdominais, e estimulando os movimentos peristálticos dos intestinos, o pâncreas e a circulação em geral. Isso tem um impacto positivo na absorção dos alimentos e na eliminação do que não é metabolizado, trazendo saúde para a flora intestinal;
- auxiliam na prevenção e na cura de muitas doenças, entre as quais asma, tosse, hipertensão, problemas cardíacos e de visão;
- acalmam o sistema nervoso, promovendo um estado de serenidade;
- aquietam a mente, que se torna mais alerta;
- favorecem a eliminação dos radicais livres, que provocam o envelhecimento;
- purificam os dutos energéticos, protegendo os órgãos internos, e neutralizam o acido láctico, que provoca a fadiga muscular;
- aumentam o vigor e a vitalidade;
- melhoram a memória e aguçam o intelecto;
- equilibram todos os *doshas*.

REAPRENDENDO A RESPIRAR

Para ter acesso a todos esses benefícios, precisamos, antes de mais nada, reaprender a respirar. A forma básica de respiração, aquela que faz uso de toda a capacidade dos pulmões, é chamada de respiração completa. Vamos praticar:

Fase 1

Deite-se de costas, confortavelmente, numa cama ou sobre um colchonete ou mat.

Dobre os joelhos e mantenha-os unidos, apoiando a sola dos pés bem firme no chão, para criar estabilidade e conforto. Também apoie bem o cóccix no chão e alongue o pescoço.

Traga a sua atenção para o momento presente, procure esquecer os estímulos externos. Faça alguns ciclos de respiração da maneira que você respira normalmente. Inspire e expire sem julgar, apenas com a intenção de começar o aquietamento.

Agora, posicione a palma das mãos sobre o baixo-ventre e inspire conscientemente pelo nariz. Imagine que seu corpo é um balão, que você vai encher lentamente: primeiro leve o ar para os pulmões e então até o abdome, sentindo-o encher e as mãos subirem.

Expire, soltando primeiro o ar que está no abdome e depois esvaziando os pulmões. Perceba como o abdome desce e as mãos também. Eis a regra básica da respiração: ar para dentro e barriga para fora; ar para fora e barriga para dentro.

Preste atenção nesse processo. Conforme você o repete, vai gravando na memória celular o ato de respirar profunda e conscientemente. É dessa maneira que você deve respirar sempre, em todos os momentos da vida.

Depois de alguns ciclos, traga as mãos um pouco mais para cima, envolvendo as costelas. As pontas dos dedos se tocam no centro do seu dorso. E novamente perceba: ar para dentro, barriga para fora; e ar para fora, barriga para dentro. As mãos acompanham o movimento de expansão e contração do corpo. Procure manter a atenção sempre focada nesse movimento e na prática como um todo.

Agora suba as mãos, apoiando-as no peito, e continue o exercício. Perceba que sua respiração vai aos poucos se aprofundando, tornando-se mais e mais longa, mais e mais consciente. Faça mais alguns ciclos, até sentir que você relaxou.

Fase 2

> Sente-se confortavelmente, com a coluna ereta e os olhos fechados. Pode ser em uma cadeira ou na postura de lótus. Você pode usar uma almofada ou um cobertor enrolado para que o seu quadril fique um pouco acima das pernas, o que ajuda a deixar a coluna totalmente ereta.
>
> Apoie o dorso das mãos sobre os joelhos, levemente, e repita a respiração completa contando quatro tempos na inspiração e quatro tempos na expiração. Atenção à sua postura, que deve se manter altiva. Não permita que a coluna ceda. Você precisa dela perfeitamente ereta para que o prana possa circular livremente, energizando todo o seu corpo. É como tomar suco com um canudinho. Se o canudo estiver reto o suco flui, se estiver dobrado, o suco para.

Todas as outras formas de respirar derivam desse modelo. Passe a treinar essa técnica com afinco e dê tempo ao tempo. Durante o dia, sempre que se lembrar, pare e pergunte-se: como estou respirando? Então, faça alguns ciclos dessa respiração. Crie rituais para lembrar, ou deixe um bilhete no espelho do banheiro, na porta da geladeira, no espelho do carro, na mesa do escritório, no computador... E sempre que puder repita o exercício. Você verá como sua energia melhora, como sua atitude perante a vida muda — e tudo isso pelo fato simples e fundamental de oxigenar adequadamente o organismo.

EXERCÍCIOS PARA OS *DOSHAS*

Todos devemos fazer algum tipo de exercício respiratório diariamente. Os exercícios respiratórios são grandes aliados da nossa saúde. Dedique um tempo diário a eles e você verá grandes resultados em seu bem-estar físico, mental e emocional. Na ioga, os *pranayamas* fazem com que as posturas atinjam todo seu potencial transformador, não se resumindo a um mero exercício físico. Durante a meditação, eles auxiliam no processo de aquietamento das ondas cerebrais, facilitando a chegada ao estado de atenção plena.

Os *pranayamas* devem ser introduzidos suavemente em nosso dia a dia. A prática deve sempre começar com poucos ciclos — sugerimos cinco — e ir aumentando gradativamente, sempre levando em conta o seu conforto.

Algumas restrições importantes:

- os *pranayamas* podem ser prejudiciais se realizados de maneira incorreta;
- gestantes devem fazer apenas a respiração completa e a das narinas alternadas;
- quem tem problemas mentais, de coração, pressão alta, glaucoma ou foi operado recentemente precisa tomar cuidado especial e não praticar *pranayama* sem a orientação de um médico ou de um professor de ioga muito capacitado.

De acordo com a terapia dos opostos, há certos *pranayamas* mais indicados para equilibrar cada *dosha*. Todos os biótipos, porém, serão beneficiados se você escolher um lugar tranquilo e confortável para praticar seus exercícios, se possível com água por perto (pode ser uma fonte elétrica), para garantir a umidade do ar.

Dicas complementares:

Aromatize o espaço com óleo essencial de lavanda, para acalmar, ou com eucalipto, se desejar desobstruir as narinas.

Fique em uma posição confortável, com a coluna totalmente ereta. Pode ser sentado numa cadeira, num sofá ou em qualquer posição de ioga. Se quiser, apoie o quadril sobre uma almofada, elevando-o ligeiramente acima da perna, o que deverá aumentar o conforto.

Esteja com o estômago vazio.

Mantenha a mente calma, com foco no momento presente.

Antes de começar qualquer *pranayama*, você pode repetir três vezes o mantra "om" para otimizar seus efeitos. Inspire profundamente e, ao expirar, cante *ommmmmm* alongando bem o "m" para criar uma vibração sonora. No final dos exercícios, friccione bem as palmas das mãos e coloque-as sobre os olhos, sentindo a energia penetrar pelas cavidades dos globos oculares e na região do terceiro olho.

Fique em silêncio por mais alguns instantes e só então retorne lentamente às suas atividades.

PRANAYAMAS PARA *VATA*

Como esse é um *dosha* leve e frio, cuja mente vive agitada e ansiosa, os *pranayamas* devem gerar calor, trazer aquietamento, acalmar a mente e reduzir a ansiedade. A respiração precisa ser lenta, consciente e profunda para trazer para a terra esse biótipo cujos elementos predominantes são ar e espaço.

Veja três ótimos exercícios para equilibrar *vata*: a respiração das narinas alternadas, a respiração pela narina direita e o exercício da abelha. Ao final, ainda indicamos alguns outros *pranayamas* úteis.

Respiração das narinas alternadas: Esse é o *pranayama* ideal para *vata*. Promove uma limpeza nos dutos energéticos e leva a um aquietamento profundo decorrente do equilíbrio dos lados direito e esquerdo do cérebro, das polaridades masculina e feminina.

É excelente para ser feito antes de dormir: ajuda a ter uma noite de sono tranquilo, driblando a insônia característica desse *dosha*. Melhor ainda se, durante o *pranayama*, o quarto for aromatizado com óleo essencial de lavanda. Veja como fazer:

Sente-se com a coluna ereta e os olhos fechados.

Unindo polegar e indicador da mão direita, com o dedo médio obstrua a narina direita e inspire pela esquerda.

Retenha por um instante o ar com os pulmões cheios e troque a narina em atividade, obstruindo a narina esquerda com o mesmo dedo e expirando pela direita.

Retenha por um instante o ar com os pulmões vazios e inspire novamente pela narina direita, ou seja, pela mesma narina pela qual você expirou.

Retenha o ar com os pulmões cheios e expire pela narina esquerda.

Você pode começar praticando três ciclos completos e gradualmente alongar o tempo de prática até completar dez minutos. Se sentir algum desconforto, pare o exercício.

Respiração pela narina direita: Esse *pranayama* deve ser feito durante o dia, para aquecer *vata*, o *dosha* frio. A narina direita é a narina solar, por isso a inspiração é feita exclusivamente por ela.

Sente-se confortavelmente com a coluna ereta e os olhos fechados.

Com o dedão da mão esquerda, obstrua a narina esquerda e inspire pela direita. Retenha o ar com os pulmões cheios por alguns instantes.

Agora feche a narina direita e expire pela esquerda.

Fique por alguns instantes com os pulmões vazios e então volte a inspirar pela narina direita. Continue o exercício.

Inspire sempre pela narina direita e expire sempre pela esquerda.

Exercício da abelha: Utiliza a vibração do som de uma abelha para estimular a glândula pineal e o topo da cabeça, agindo diretamente na conexão do ser humano com o universo. Ajuda a relaxar os músculos, traz calma e aquietamento. É bom para ser feito antes de dormir ou sempre que se enfrenta uma situação de estresse.

Inspire profundamente pelas duas narinas.

Expire e, continuando com a boca fechada, faça o barulho de uma abelha na sua glote. Sinta o barulho ressonando em seu cérebro.

Outros: Quem é *vata* pode ainda fazer, no período da manhã, alguns ciclos de dois exercícios respiratórios ensinados para *kapha* mais adiante: a respiração do fole acelerado e a respiração do crânio brilhante. Ambos são excelentes para purificar o organismo de toxinas e massagear os órgãos internos. Ajudam também a aumentar o poder da digestão.

PRANAYAMAS PARA *PITTA*

Devem ajudar no resfriamento e no controle do fogo existente nesse *dosha*. Também estimulam o funcionamento do fígado e da vesícula, otimizando *agni*, o poder digestivo. Outro benefício é trazer aquietamento para essa mente muito competitiva.

Respiração pela narina esquerda.

Sente-se confortavelmente, com a coluna ereta.

Una polegar e indicador da mão direita e, com o dedo médio, obstrua a narina direita, inspirando pela esquerda.

Retenha o ar com os pulmões cheios.

Troque a narina em atividade, obstruindo então a narina esquerda, e expire pela direita.

Volte a obstruir a narina direita e inspirar pela esquerda.

Inspire sempre pela narina esquerda e expire sempre pela direita.

Comece com alguns ciclos e vá aumentando gradativamente até completar dez minutos de prática para realmente sentir os resultados.

Respiração pela língua: É o melhor *pranayama* para *pitta* porque elimina o calor, refrescando toda a fisiologia.

Sente-se com a coluna ereta e os olhos fechados.

Coloque a língua em forma de calha para fora da boca e inspire através da calha.

Se você não conseguir formar essa calha, não insista (a capacidade de formá-la é genética). Nesse caso, coloque a língua atrás dos dentes superiores.

Inspire pela calha ou pela boca semiaberta através da língua.

Sinta o ar penetrando por sua boca e refrescando sua fisiologia.

Feche a boca e expire através das narinas.

Comece fazendo alguns ciclos até completar dez minutos.

Exercício da abelha: Veja orientações acima, nos *pranayamas* indicados para *vata*.

PRANAYAMAS PARA *KAPHA*

Os exercícios respiratórios devem acelerar o metabolismo, trazer leveza e calor para esse *dosha* pesado, letárgico e frio. Dessa forma ajudarão a eliminar as toxinas e impurezas do corpo e a melhorar as condições dos pulmões e a asma. Além disso, podem reduzir a mucosidade nas vias respiratórias, no peito e no estômago, sedes de *kapha*.

Respiração do fole acelerado: Esquenta o frio de *kapha* e energiza, aumentando o metabolismo. É um ótimo exercício para ser feito todos os dias pela manhã, no banho. Ele leva a uma hiperoxigenação do sangue, que por sua vez fornece mais oxigênio aos músculos, descontraindo-os. Esse relaxamento muscular generalizado leva a um relaxamento também das tensões emocionais, o que prepara *kapha* e *vata* para começar bem o dia. Mais: todas as técnicas que aumentam a taxa de oxigênio no sangue também estimulam a energia *kundalini* e os chakras, fortalecendo a saúde e o desenvolvimento da intuição, entre outros poderes interiores.

Sente-se confortavelmente com a coluna ereta e os olhos fechados. (Se estiver no banho, faça em pé.)

Inspire e expire de modo curto e ritmado, como um cachorrinho.

Faça vários ciclos e vá aumentando conforme se acostuma.

Se sentir tontura ou vir estrelinhas, pare: é sinal de que você hiperoxigenou os neurônios do cérebro.

Respiração pela narina direita: Veja orientações acima, nos *pranayamas* indicados para *vata*.

Respiração do crânio brilhante: Energiza, massageia fígado e pâncreas, controla diabetes e ajuda na perda de peso.

Sente-se confortavelmente com a coluna ereta e os olhos fechados.

Inspire profundamente e expire rápido e forte como se estivesse levando um soco no estômago.

Comece com alguns ciclos e vá aumentando gradativamente. Os exercícios respiratórios são grandes aliados da nossa saúde. Dedique um tempo diário a eles e você verá grandes resultados em seu bem-estar físico, mental e emocional.

6. Massagens

Quem nunca se sentiu totalmente renovado depois de uma boa massagem? Se um simples toque humano — como um abraço — é capaz de melhorar a qualidade de vida, fortalecer a autoestima e o sistema imunológico, pense em quantos benefícios um toque terapêutico não pode trazer.

As terapias de toque se dividem basicamente em dois grupos: manipulativas e energéticas. As manipulativas são as massagens ocidentais — a massoterapia, a osteopatia e a quiroprática fazem parte desse grupo. Seus fundamentos básicos foram desenvolvidos no século XIX, a partir do trabalho do atleta e professor sueco Peter Lind. As massagens energéticas são a linha oriental, utilizada, por exemplo, no *shiatsu* e na acupuntura. Para os orientais, a energia viaja pelo nosso corpo por canais, chamados de meridianos. Cada um deles tem um ponto de entrada e outro de saída na superfície da pele. Na tradição japonesa do *shiatsu*, o terapeuta usa os dedos para pressionar de maneira forte e prolongada esses pontos. Na medicina tradicional chinesa, o acupunturista estimula os pontos com agulhas. Há ainda a reflexologia, que trabalha exclusivamente os pontos localizados nos pés, com efeitos sentidos em todo o corpo.

As massagens ayurvédicas, que veremos a fundo neste capítulo, também pertencem ao grupo das terapias energéticas. A ciência da longevidade recomenda o uso de massagens no dia a dia como uma maneira eficiente de prevenir e auxiliar no tratamento de doenças. Há vários tipos de massagens que podem ser feitos levando-se em conta o *dosha* predominante de cada indivíduo.

O PODER DO TOQUE

Embora as pessoas reconheçam no corpo os benefícios das massagens, foi apenas em 1992 que surgiu a primeira instituição de pesquisa dedicada exclusivamente ao toque. O Touch Research Institute foi fundado na Escola de Medicina da Universidade de Miami, nos Estados Unidos, pela pediatra e psiquiatra Tiffany Field. Ela havia começado a pesquisar sobre o tema cerca de dez anos antes, depois de perceber os efeitos calmantes que a massagem produzia em sua bebê, que havia nascido prematura. Seus estudos contribuíram muito para o conhecimento que temos hoje sobre o poder do toque na melhoria de nossa vida.

Em 1988, Field publicou um estudo provando que o toque facilita o ganho de peso nos bebês prematuros, o que melhora a saúde deles e economiza milhões de dólares em cuidados hospitalares. De lá para cá, ela e sua equipe já conduziram mais de cem estudos sobre os efeitos da massagem nos mais variados males: autismo, anorexia, dor nas costas, fibromialgia, asma, enxaqueca, entre outros. E, segundo essas pesquisas, não há uma única doença que o Instituto tenha estudado que não mostre uma resposta positiva à massagem — incluindo o câncer. Por que isso acontece? Porque o toque altera toda a nossa fisiologia.

Isso foi o que também demonstrou a farmacologista americana Candace Pert, autora de mais de 250 artigos científicos e de dois best-sellers que explicam a relação entre mente e corpo e sua influência sobre a nossa saúde. Em uma de suas pesquisas sobre a aids, ela comprovou que a massagem diária previne contra o vírus. A explicação: ao massagearmos o corpo regularmente, liberamos enzimas e peptídeos que preenchem as células; e, assim como não podemos colocar mais água em uma garrafa já cheia, o vírus não se aloja em células adequadamente preenchidas.

A ciência já provou que as terapias do toque produzem efeito positivo sobre o crescimento, a respiração, a frequência cardíaca, as ondas cerebrais e a autoestima. Também melhoram a atenção, aliviam os sintomas de estresse, ansiedade e depressão, reduzem a dor e fortalecem o sistema imunológico. Esses achados vão ao encontro dos ensinamentos do *Ayurveda*, que recomenda o uso da massagem no dia a dia, geralmente feita com óleos (preparados com ervas e fragrâncias), escolhidos especificamente para cada *dosha*. Esse conjunto de ingredientes alimenta os sentidos e o corpo, trabalhando os músculos, hidratando a pele, ativando a circulação, eliminando toxinas, estimulando o funcionamento dos órgãos e fortalecendo o sistema imunológico. Também são desimpedidos os canais por onde corre o prana, o que favorece a vida longa e saudável.

QUESTÃO DE TATO

O tato é o primeiro sentido que se desenvolve no ser humano. E ele permanece ativo mesmo quando envelhecemos e outros sentidos, como a visão e a audição, começam a falhar.

Sentimos os primeiros estímulos táteis ainda no útero, durante a gestação. Depois, bebês e crianças aprendem sobre o mundo através do contato com as mãos, a boca e todo o corpo. Recém-nascidos privados do contato materno podem apresentar uma série de problemas, já que a primeira ligação emocional do ser humano, base de seu futuro desenvolvimento emocional e intelectual, se dá no contato físico com a mãe. Pesquisando 49 culturas tribais de todo o mundo, o cientista James W. Prescott demonstrou que a privação do contato está na base de vários distúrbios emocionais, incluindo depressão, dependência de drogas e violência. Os bebês amamentados no peito e carregados pela mãe são mais calmos e seguros. Sono e crescimento também são positivamente afetados pelo toque (sabe-se que a altura é determinada pelos genes, mas a estimulação os ajuda a se expressarem).

Conforme crescemos, o poder do toque não diminui. A dra. Field relatou uma maior frequência de doenças como prisão de ventre, diarreia e infecções respiratórias em crianças em idade pré-escolar que foram separadas das mães.

A verdade é que poucas vezes pensamos na pele como um órgão do nosso corpo — mas ela vem a ser o maior de todos eles. Formada por três camadas (epiderme, derme e hipoderme), a pele corresponde a cerca de 16% do nosso peso corporal e exerce uma série de funções. A mais evidente delas é servir de invólucro para o organismo, delimitando a fronteira entre o ser e o meio externo e protegendo todo o interior. Mas ela também é responsável por regular a nossa temperatura e pela produção da vitamina D, essencial para a formação e a preservação dos ossos. A essas funções de imunidade e metabólicas soma-se a função nervosa, pois a pele contém terminações sensíveis que nos possibilitam o tato.

Como mente e corpo estão interconectados, quando recebemos uma boa massagem, baixam os níveis de adrenalina no organismo e aumentam os de serotonina, o hormônio do bem-estar. Assim, o estresse se dissipa e o prana flui livremente, rejuvenescendo todo o ser.

MASSAGENS AYURVÉDICAS

O óleo de gergelim é o mais comumente usado nas massagens desse tipo. Ele melhora a textura da pele, é antibactericida e fungicida, contém ferro, cálcio, fósforo e outros minerais, fortalecendo todo o organismo. É ainda calmante. Na Índia, esse é o óleo utilizado na *shantala*, a massagem feita em bebês e crianças até os três anos de idade.

MASSAGEM PARA *VATA*

O óleo quente de gergelim, com suas propriedades de aquecimento, hidratação e aquietamento, é excelente para esse *dosha* frio e seco. Ajuda na remoção de dores musculares e da rigidez (manifestada como artrite, por exemplo), previne desordens do sistema nervoso, diminui a dor no nervo ciático e a prisão de ventre, fragilidades comuns nesse biótipo. Os óleos de amêndoa e de mostarda também são benéficos para *vata*, pois aquecem e nutrem o organismo e acalmam a mente hiperativa.

Massagens periódicas tendem a esquentar o corpo, equilibrar a energia variável e neutralizar o medo e a ansiedade que costumam acometer esse *dosha*. A massagem deve ser feita lentamente, com uma pressão mais suave por causa da estrutura óssea delicada e da sensibilidade emocional de *vata*.

Algumas ervas, como gengibre e cálamo-aromático, podem ser adicionadas ao óleo de gergelim para ajudar a trazer o elemento terra para esse biótipo formado por espaço e ar. Devem ser aplicadas generosas quantidades desses óleos na região do cólon, do intestino grosso e da cavidade pélvica, onde se acumula o desequilíbrio.

MASSAGEM PARA *PITTA*

Esse *dosha* tende ao calor e, consequentemente, ao desenvolvimento de doenças inflamatórias. Ao contrário de *vata*, que necessita de um óleo quente para contrabalançar sua característica fria, quem é *pitta* deve usar óleos refrescantes, como oliva, coco e girassol, combinados a essências igualmente frias como lavanda, sândalo e jasmim. Esses óleos ajudam a tratar erupções da pele, úlceras, diarreias e dores de cabeça (com sensação de queimação).

O óleo essencial de rosa ou de sândalo deve ser aplicado nas têmporas e no ponto do terceiro olho para refrescar a cabeça, o que ajuda a manter toda a fisiologia em temperatura adequada.

Aplique uma quantidade de óleo suficiente para deslizar as mãos, mas sem deixar excesso de oleosidade na pele de *pitta*, que não é seca. A pressão exercida pode ser um pouco maior do que a de *vata*, o que evita a impaciência e a raiva características desse *dosha* quando em desequilíbrio.

Os focos de massagem são o intestino delgado, o fígado e a vesícula, onde se acumulam bile e outras toxinas.

MASSAGEM PARA *KAPHA*

Óleos quentes e adstringentes, como mostarda e amêndoa, são usados para aumentar a circulação e contrabalançar a umidade desse *dosha*. Os aromas também devem ser quentes, como eucalipto, cânfora e alecrim, para energizar esse biótipo letárgico e que nutre muito apego por tudo e todos. Isso ajuda ainda no tratamento de sinusites, resfriados, obesidade e excesso de mucosidade.

Como *kapha* é um *dosha* essencialmente oleoso, por causa da mistura de água e terra de sua constituição, a quantidade de óleo utilizada deve ser menor. Movimentos rápidos e vigorosos com forte pressão são recomendados para a estrutura grande e os ossos fortes desse *dosha*. Isso melhora a circulação, que tende a ser lenta, e ajuda também na digestão, aumentando seu fogo digestivo (*agni*), que é fraco.

ÓLEOS E AROMAS IDEAIS PARA CADA *DOSHA*

Dosha	Óleos vegetais	Aromas
Vata	Gergelim, amêndoa, mostarda; nas articulações, óleo de rícino	Sândalo, flor de laranjeira e baunilha
Pitta	Oliva, coco e girassol	Sândalo, rosa, lavanda e jasmim
Kapha	Mostarda e girassol; de gergelim apenas em pequenas quantidades	Eucalipto, alecrim e cânfora

Para que a massagem realmente surta efeito, é preciso que seja feita com frequência. Nossa recomendação é adotar a automassagem como parte da rotina diária, assim como tomamos banho e escovamos os dentes. Lembre-se que é importante manter a intenção, a atenção e a disciplina, e dar tempo ao tempo para ver os benefícios de qualquer novo comportamento adotado.

Uma ou duas vezes por semana, se você tiver condições, pode ser interessante buscar uma massagem feita por profissional, o que acelera os efeitos benéficos. Esse é um investimento no presente e no futuro, já que constrói o caminho para o envelhecimento saudável e o bem viver.

Nos dias em que você não conseguir fazer sua automassagem, tente ao menos aplicar óleo de gergelim em certas partes do corpo, como as solas dos pés, a cabeça e os cabelos, e massagear um pouco.

Isso promove um relaxamento profundo, acalma a mente e estimula o sono tranquilo e reparador, além de prevenir doenças.

AUTOMASSAGEM

É chamada em sânscrito de *abhyanga*. A automassagem deve ser encarada como um ritual, uma celebração de amor por nós mesmos. De acordo com seu *dosha*, escolha uma música: calma para *vata* e *pitta* e uma melodia mais ritmada para *kapha*. Aromatize o banheiro com o óleo essencial de sua preferência, entre os indicados para seu biótipo, e ilumine o ambiente com velas.

É importante estar presente por inteiro nesse ritual, voltando sua atenção para o seu corpo. Use a respiração para se manter focado: inspirando e expirando no mesmo ritmo, o que também auxilia o corpo a eliminar toxinas. E, como vimos no capítulo anterior, lembre-se de alongar inspirações e expirações, usando toda a sua capacidade pulmonar, conferindo vitalidade ao corpo, relaxando a mente e as emoções.

É excelente fazer essa massagem antes de dormir, para promover uma noite tranquila de sono. Olhe-se no espelho, reverencie o seu próprio corpo, aceite-se como você é. E utilize o sentido do tato para transferir carinho e amor para você mesmo, com movimentos lentos para *vata* e *pitta* e mais acelerados e fortes para *kapha*.

Para não sujar o chão, coloque um banquinho ou fique de pé mesmo, dentro do boxe. Bastam dez minutos desse ritual de limpeza do corpo e nutrição da alma. Aplique o óleo numa temperatura morna. Ao final, tome um banho morno. Se quiser, você pode deixar uma fina camada do óleo na pele, para tonificá-la, protegê-la e ainda manter a musculatura aquecida.

Comece a automassagem pela cabeça: despeje uma colher de sopa de óleo no couro cabeludo e o massageie vigorosamente, usando as palmas das mãos. Faça pequenos movimentos circulares, como se estivesse espalhando xampu.

Passe a massagear o rosto e as orelhas, com movimentos mais suaves. Para um efeito calmante, insista com fricções nas têmporas e atrás das orelhas.

Ponha uma pequena quantidade de óleo nas mãos e massageie pescoço e nuca, com movimentos para cima e para baixo. Depois, use as palmas das mãos e os dedos para fazer movimentos circulares nos ombros. Importante: as juntas, incluindo os ombros, cotovelos, quadris, tornozelos e pulsos, são massageadas com movimentos circulares; as partes longas do corpo recebem movimentos ascendentes e descendentes.

Depois dos ombros, massageie vigorosamente as partes longas dos braços, para cima e para baixo, e massageie com movimentos circulares os cotovelos e pulsos.

Agora é a vez do peito, que é massageado em círculos, sempre de baixo para cima. Na área do coração, use o pulso para fazer movimentos verticais suaves, para baixo e para cima.

Em seguida, massageie o estômago, em sentido horário (sendo você o relógio). Ponha mais óleo nas mãos e, sem esforço, massageie as costas, com movimentos para cima e para baixo, da forma que for possível. Dedique atenção especial ao cóccix: insista com vigor, pois esta área é propensa ao acúmulo de toxinas.

Da mesma maneira que fez com os braços, massageie agora as pernas: movimentos circulares nos quadris, joelhos e tornozelos, e movimentos para baixo e para cima nas partes longas.

Com o restante do óleo, massageie vigorosamente os pés, esfregando a palma da mão nos dedos dos pés como se estivesse engraxando um sapato.

Uma dica para lavar bem a cabeça após a massagem: primeiro passe o xampu com o cabelo seco, e só depois molhe os fios. Se você enxaguar o cabelo antes de aplicar o xampu, vai ser mais difícil retirar o óleo.

OS RITUAIS DE ESCALDA-PÉS

As tradições populares têm muito a nos ensinar. Antigamente, as pessoas usavam os escalda-pés para relaxar, esquentar o corpo e tratar resfriados. Com o tempo, esse costume se perdeu. Mas devemos retomá-lo, pois de fato é muito eficiente como instrumento para nosso bem viver.

Observe as seguintes orientações ao fazer um escalda-pés:

Procure um local tranquilo.

Desligue o telefone.

Dedique-se totalmente ao que vai fazer.

Se quiser, ponha uma música calmante para tocar.

Tenha uma bacia apenas para fazer seus escalda-pés.

Coloque nessa bacia algumas pedras.

Esquente a água a uma temperatura um pouco acima do confortável (assim ela se mantém quente por um tempo um pouco maior).

Deixe os pés de molho por um tempo, enquanto segue as instruções específicas que damos abaixo para cada objetivo.

Depois, faça uma massagem nos pés, pressionando com força toda a sola.

Quando terminar, seque bem os pés e vista uma meia quentinha para manter o calor.

Não pise em chão frio e evite correntes de ar depois desse ritual, para não se resfriar.

ESCALDA-PÉS PARA RELAXAR

Despeje na água algumas gotas de óleo essencial de lavanda e de alecrim. É importante que esses produtos sejam de boa qualidade, para que você possa de fato usufruir de seus benefícios terapêuticos. Mergulhe os pés e feche os olhos, procurando relaxar todo o corpo. Imagine o relaxamento começando pelos pés, e então o calor subindo pelas pernas, pelo ventre, costas, braços, até chegar ao pescoço e à cabeça. Sinta até o couro cabeludo relaxando. Então abra os olhos e inicie a massagem. Finalize o ritual.

ESCALDA-PÉS PARA LIMPAR ENERGIAS NEGATIVAS

Como somos todos interconectados, estamos sempre captando as energias dos ambientes e de outras pessoas. Por isso, periodicamente, é bom fazer esse ritual de limpeza. Despeje sal grosso na água [se possível do Himalaia], que pode ser encontrado no Brasil em alguns supermercados e casas de produtos naturais. Mergulhe os pés e feche os olhos. Ao inspirar, visualize seu corpo sendo preenchido de saúde, vida e boas energias. Ao expirar, liberte-se de todas as energias ruins. Depois proceda à massagem e ao restante do ritual.

ESCALDA-PÉS PARA TRATAR RESFRIADOS

Faça um chá forte de gengibre, colocando raspas dessa raiz em água fervente. Quando a água estiver numa temperatura tolerável, despeje-a na bacia e mergulhe os pés. Feche os olhos e comece a respirar profundamente. Inspire e expire em quatro tempos, fazendo a respiração completa. Visualize seu corpo sendo curado. Depois dê continuidade ao ritual. Se quiser, você também pode tomar o chá de gengibre enquanto faz o escalda-pés. Ao terminar, deite-se e descanse para recuperar as energias.

MASSAGENS FEITAS POR TERAPEUTAS

Conheça outras massagens muito utilizadas pelo *Ayurveda* para manter a saúde e prevenir as doenças.

Abhyanga profissional: Feita por um ou dois terapeutas. É a mesma massagem com óleo quente e essência de ervas que pode ser autoaplicada, mas promove um nível mais profundo de relaxamento. Quando realizada a quatro mãos, ela estimula uma harmonia das ondas cerebrais e equilibra os hemisférios direito e esquerdo do cérebro, na medida em que os dois lados do corpo são tocados simultaneamente.

O tratamento aquieta a mente, alimenta o sistema nervoso, purifica e elimina toxinas, fortalece o sistema imunológico e ativa a circulação.

Shirodhara: Nesse tratamento, um fio de óleo quente com essência de ervas cai suavemente na testa do paciente durante vinte minutos. É excelente para promover o equilíbrio do sistema nervoso. Idealmente, é realizado após a *abhyanga*, para aprofundar o relaxamento.

Garshana: O tratamento começa com uma massagem feita com óleo quente e essência de ervas para hidratar a pele. Em seguida, é feita uma esfoliação na pele com luvas de seda e uma mistura de óleo de gergelim, sal grosso, alecrim e manjericão. Finalmente, o paciente fica envolto em um plástico durante o relaxamento para aquecer o corpo e eliminar mais toxinas, gorduras e celulite. É excelente para equilibrar *kapha*, estimulando o organismo e eliminando o excesso de água.

PONTOS *MARMA*

As várias linhas da medicina oriental reconhecem a existência de pontos de energia no corpo. Essa é a base, por exemplo, da acupuntura chinesa. A ciência da longevidade nos apresenta os pontos *marma*[1] — palavra que significa "secreto", "escondido". Eles se assemelham aos pontos da acupuntura, mas variam muito de tamanho: alguns deles não são exatamente pontos, mas regiões, como ensina o americano David Frawley, um dos maiores especialistas em *Ayurveda* no mundo.

Ao longo de todo o corpo, os *marma* formam uma espécie de geografia sagrada, assim como na Terra temos locais sagrados. Cada um deles está associado a diferentes tecidos ou funções do corpo, e sua estimulação promove o equilíbrio de nossa fisiologia. Através desses pontos, o prana se espalha pelo corpo.

É muito fácil estimular os *marma*, você mesmo pode fazê-lo. Basta massageá-los com movimentos circulares, com óleo de gergelim, ou apenas exercer uma pressão constante. Faça isso durante cinco minutos. Veja alguns dos pontos mais importantes:

Ponto entre as sobrancelhas (na posição do terceiro olho): Controla a energia do prana, acalma a mente e os sentidos, melhorando a concentração, e estimula a glândula pituitária (hipófise), equilibrando todos os hormônios do corpo.

Você pode estimular esse ponto durante a massagem da cabeça e do couro cabeludo ou antes da meditação — um ótimo momento, pois isso ajuda a manter o foco.

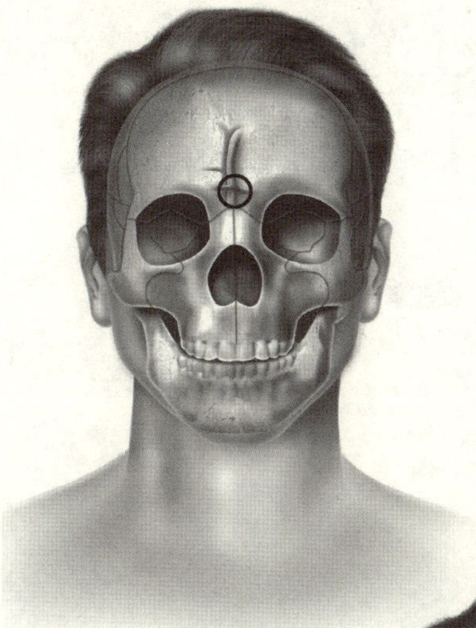

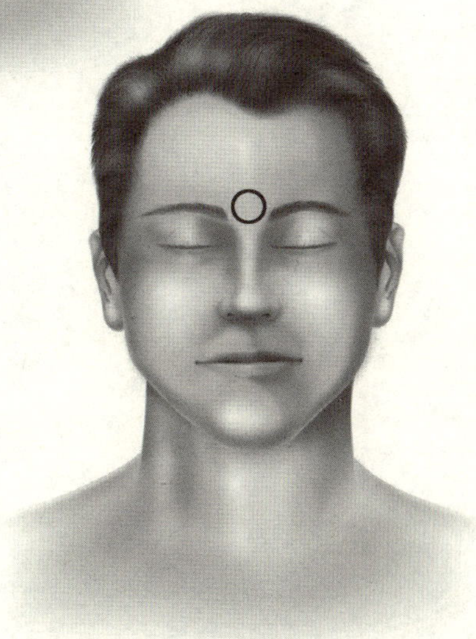

Ponto no meio do crânio: Controla o sistema nervoso, equilibrando a mente e as emoções, e estimula o funcionamento da glândula pineal, entendida pelo *Ayurveda* como nosso ponto de conexão com o universo. Esse é um ponto fundamental quando se deseja atingir o objetivo final da ioga e da meditação: a transcendência da mente.

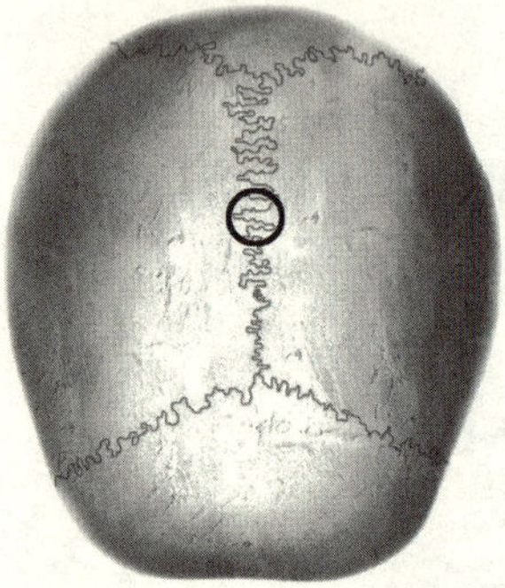

Ponto no lado superior da junta lombo-sacral: Controla as glândulas adrenais, os ovários e os sistemas digestivo e excretor. Também ativa a resposta imunológica do organismo.

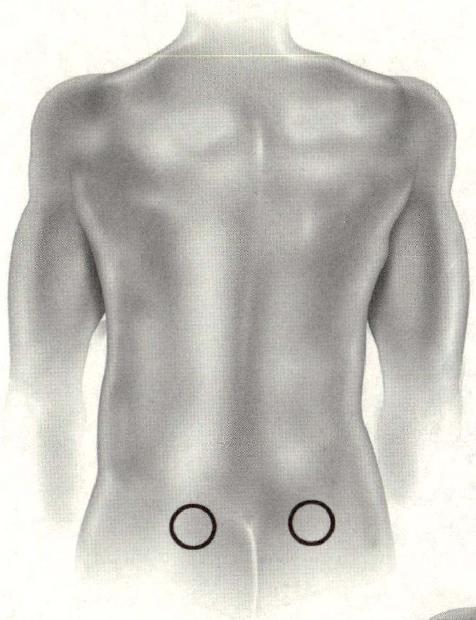

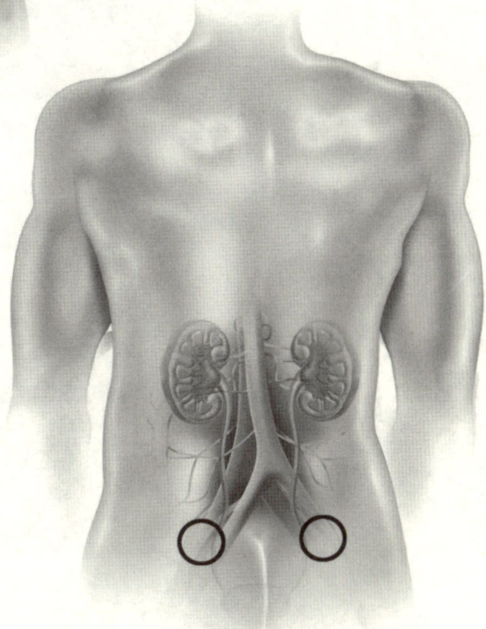

Ponto no meio do peito referente ao coração: Controla o plasma e o sangue, ativando a circulação e fortalecendo a imunidade. Estimula o funcionamento do timo. O simples fato de colocar a mão sobre o coração tem um efeito calmante, alivia o estresse e as emoções negativas. Esse ponto representa a verdadeira consciência e o amor incondicional.

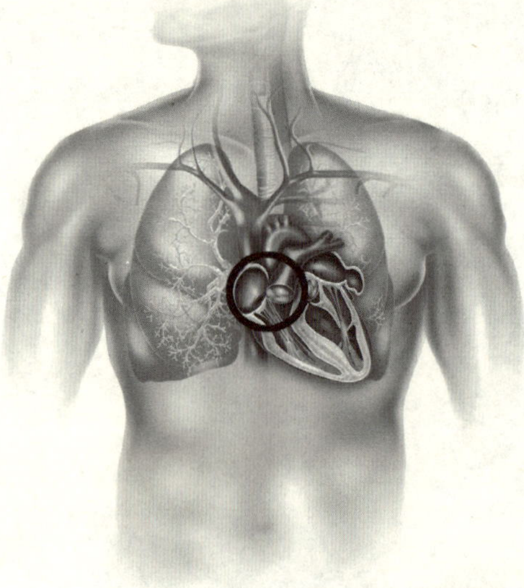

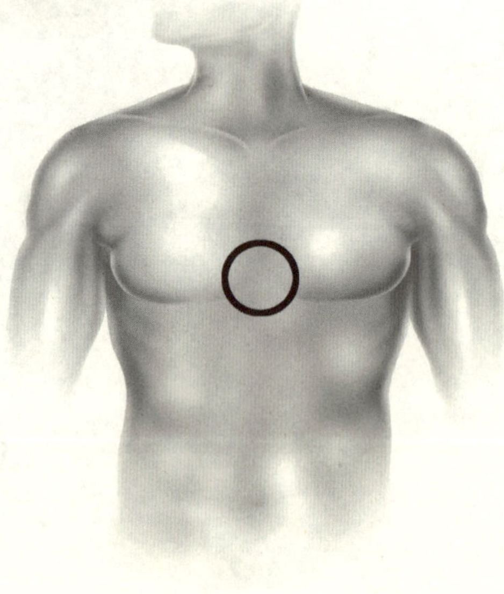

Ponto em volta da área do umbigo: Controla o poder de digestão e excreção e os sucos gástricos. Equilibra o sangue e a bile. Colocar a palma da mão sobre o umbigo tem um efeito protetor que acalenta e nutre. Esse ponto pode ser usado para melhorar nosso nível de energia e o poder de ação.

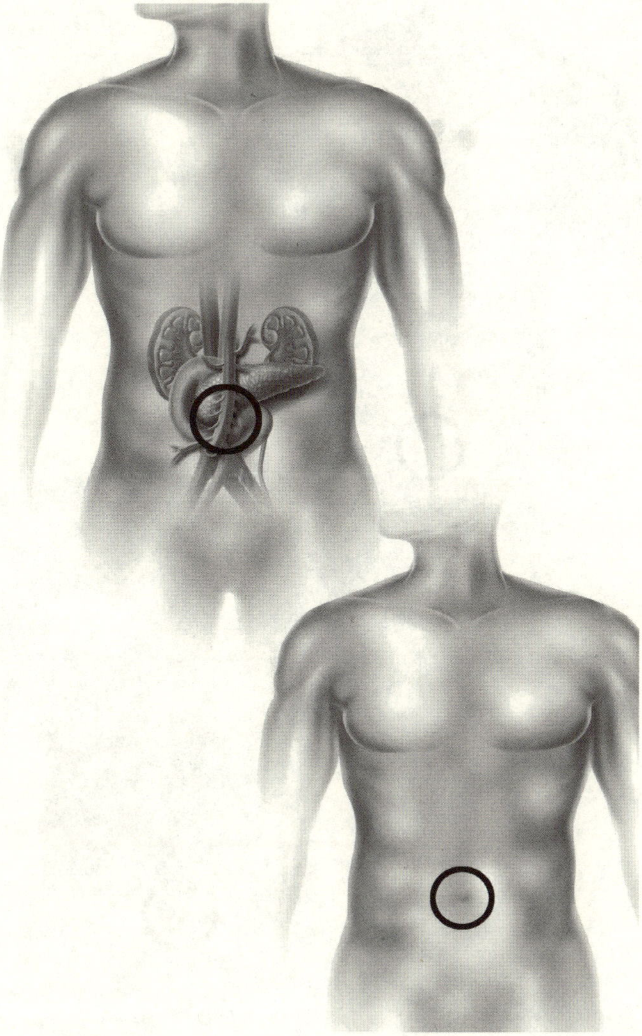

Ponto entre o umbigo e a região pélvica: Controla o sistema muscular e a gordura do corpo, o sistema urinário e reprodutor. Esse ponto ajuda a expelir gases e a combater a debilidade sexual.

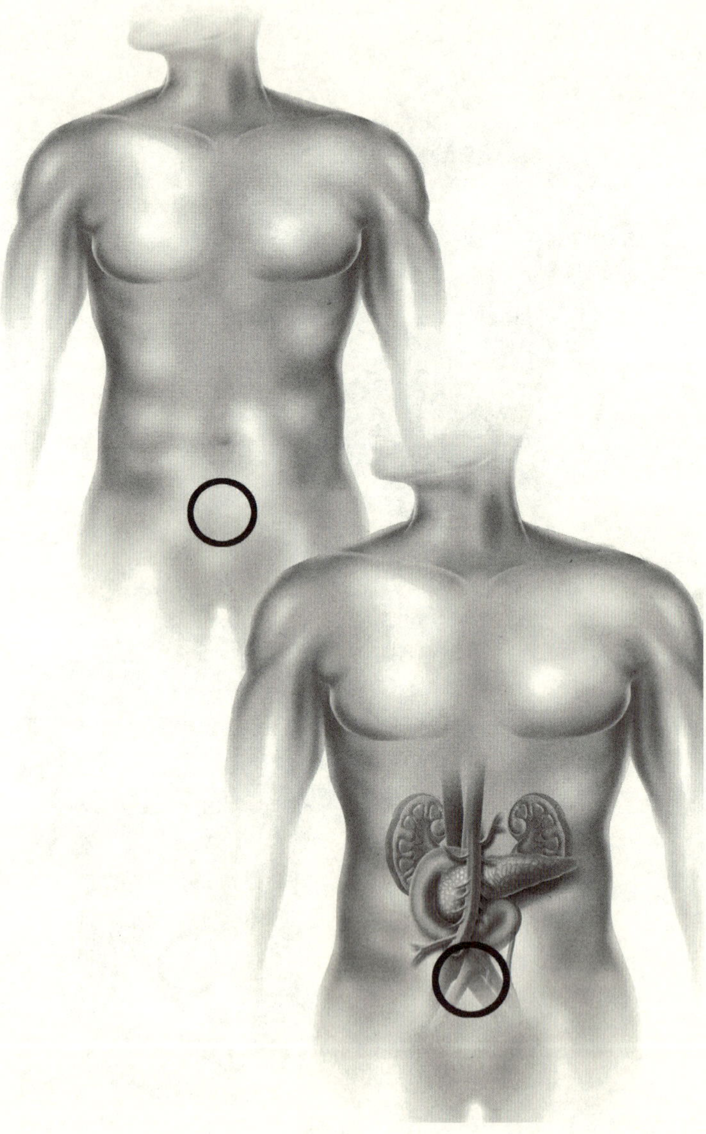

Ponto no meio da panturrilha: Controla o sistema digestivo e a saúde do intestino delgado. Esse ponto ajuda também a drenar as glândulas linfáticas.

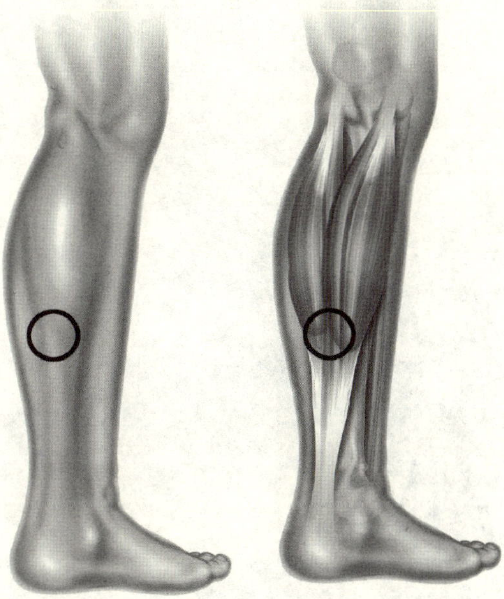

Ponto na junta do tornozelo: Controla gordura, ossos e sistema reprodutivo e os movimentos dos pés. Esse ponto ajuda também em dores da região pélvica e paralisia das pernas.

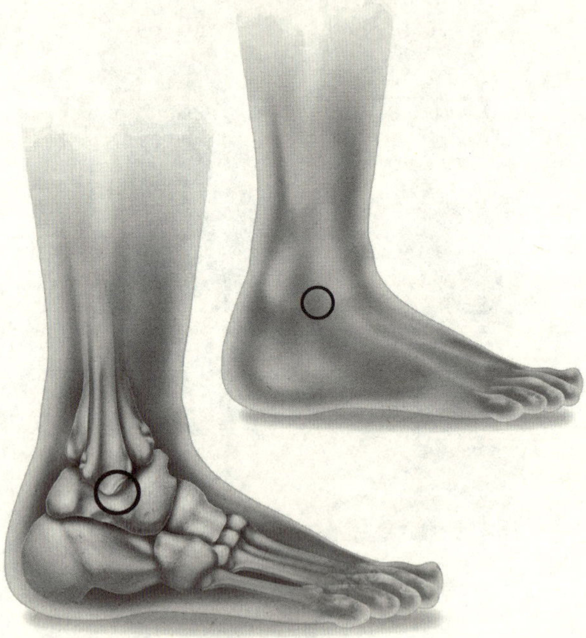

Ponto na sola do pé abaixo da linha do dedão: Controla o poder da visão e as demais percepções sensoriais. Esse ponto ajuda a eliminar o estresse e fortalece a percepção mental.

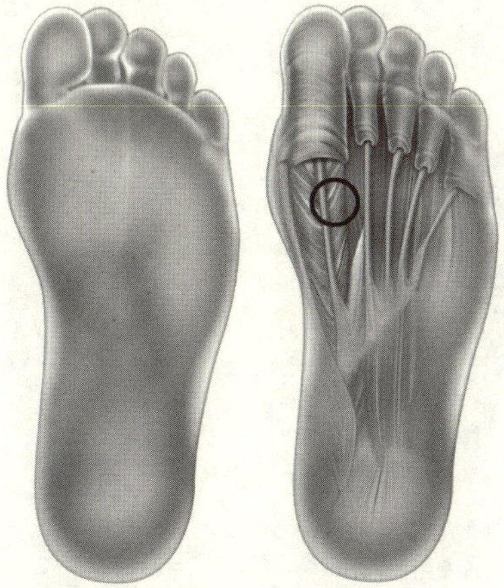

Ponto entre o dedão e o segundo dedo: Controla os sistemas linfático e respiratório, o coração e a saúde dos pulmões. Esse ponto favorece o fluxo do prana pelos membros inferiores.

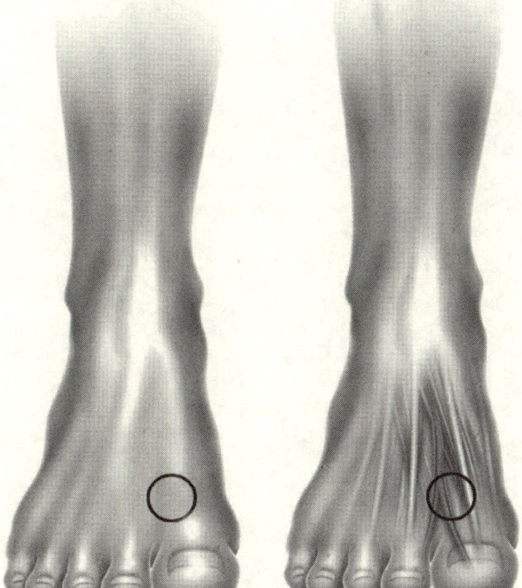

Ponto no meio do antebraço: Controla o sistema digestivo, promove a liberação dos sucos gástricos e a saúde do intestino delgado. Esse ponto é excelente também para o plasma.

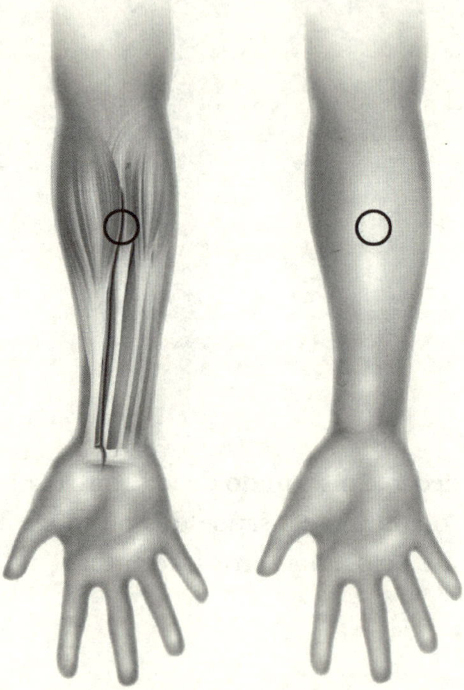

PARTE II
PARA A MENTE E AS EMOÇÕES

7. Equilíbrio emocional

"Somos feitos da matéria de que são feitos os sonhos." A frase do personagem Próspero em *A tempestade*, última peça do dramaturgo inglês William Shakespeare, é mais do que poética. É uma forma de dizer o que a ciência hoje comprova e o que a medicina da longevidade sempre afirmou: nossos pensamentos, emoções e fisiologia estão intimamente conectados, e afetam-se uns aos outros continuamente.

O médico e guru indiano Deepak Chopra explica que tudo o que pensamos e sentimos é metabolizado por nossas células, causando um impacto de mão dupla: a psique afeta o corpo e vice-versa. Essa verdade funciona para o bem e para o mal: se a alegria tem a capacidade de fortalecer nosso sistema imunológico, pois o corpo libera substâncias benéficas, a tristeza o enfraquece, com a liberação de substâncias ligadas ao estresse. Os traços químicos de uma lágrima de tristeza ou de raiva são diferentes dos traços químicos de uma lágrima de alegria ou de gratidão.

Assim, quer saber como está seu corpo hoje? Diz a sabedoria indiana: observe os pensamentos e as emoções que teve ontem. Quer saber como estará seu corpo amanhã? Observe seus pensamentos e emoções hoje. Em suma, não há médico melhor para nossas aflições do que nós mesmos.

Quem deseja uma vida longa, saudável e feliz pode começar agora a construir esse futuro. Aos poucos, como você já sabe, o hábito positivo se tornará presente em sua memória celular. O caminho inverso é igualmente válido, ou seja, alterar nossa postura corporal, gestos e expressões afeta nossos pensamentos e emoções. O ditado popular "*Fake it 'till you make it*" (finja até se tornar) expressa essa ideia com precisão.

FAZER DE CONTA FUNCIONA

Em fevereiro de 2009, pesquisadores da Universidade de Cardiff, em Wales (Reino Unido), demonstraram que pessoas que aplicaram botox na testa, e portanto não podem mais franzi-la, são mais felizes, na média, do que quem franze a testa. Um dos autores do estudo, Michael Lewis, explicou: "Parece que a forma como sentimos as emoções não é restrita ao cérebro — partes do nosso corpo auxiliam e reforçam os sentimentos. É como um feedback circular".[1]

Há pesquisas a respeito vindas também de outras áreas. É o caso do trabalho da professora Amy J. C. Cuddy, da Harvard Business School (HBS), nos Estados Unidos, que demonstrou a possibilidade de transformarmos nossos pensamentos e emoções pelo simples controle de nossa linguagem corporal. Ela afirma que:

> Nós achávamos que as emoções terminavam em nossa face. Agora há pesquisas demonstrando que, ainda que seja verdade que as expressões faciais reflitam nossas emoções, o inverso também é verdade: podemos fazer de conta até sentir. Ou seja, podemos sorrir até de fato nos sentirmos mais felizes.[2]

E bastam dois minutos de postura corporal otimista e poderosa para estimular a circulação de maiores níveis de testosterona no corpo (hormônio ligado ao poder no mundo animal e humano) e menores níveis de cortisol (o hormônio do estresse). No estudo da HBS, além da alteração hormonal, a postura poderosa também induziu a sentimentos de mais poder e maior tolerância ao risco. Em outras palavras, a atitude corporal transformou as emoções e o pensamento.

A nova postura, por sua vez, altera a forma como a pessoa é percebida pelos outros, o que modifica a reação deles diante dela e só reforça o sentimento de poder. Assim forma-se um círculo virtuoso capaz de aumentar a autoestima e o otimismo.

É com base em tudo isso que neste livro convidamos você a assumir o controle da sua vida agora e garantir um amanhã livre de doenças, pleno de saúde e felicidade.

AS QUALIDADES DA MENTE

Segundo o *Ayurveda*, a natureza é uma semente que contém toda a multiplicidade da existência. Imagine um pavão com a cauda recolhida. Parece uniforme, não é mesmo? Mas, no momento em que abre as penas, todas aquelas cores brilhantes estão ali. Da mesma forma, o universo é formado por três grandes forças naturais, chamadas em sânscrito de *rajas* (movimento), *tamas* (inércia) e *sattwa* (equilíbrio; pronuncia-se "sátua"). Elas unem nossa essência ao todo e se manifestam como qualidades da nossa mente. Veja o que cada uma delas representa.

> ***Rajas*** é a qualidade do movimento, da atividade, das forças que estimulam e iniciam as mudanças. Engloba a paixão, a agitação e a energia vital. Em excesso, esse movimento nos desequilibra, pois gera instabilidade nos pensamentos e flutuações emocionais, fazendo-nos oscilar, por exemplo, entre atração e repulsa, medo e desejo, amor e ódio.
>
> ***Tamas*** é a qualidade passiva que dá sustentação à atividade de *rajas*. Engloba também a escuridão, o não sentir, a morte. O excesso de coisas materiais leva ao apego, tanto a essas mesmas coisas como a pessoas, e também gera a ignorância, o desconhecimento de quem somos na realidade. Tudo isso é *tamas* em demasia, causando desequilíbrios emocionais, gerando estagnação, peso, inércia.
>
> ***Sattwa*** é a qualidade estabilizadora que harmoniza movimento e inércia. Na tradição da ioga, *sattwa* promove nossa evolução espiritual e,

segundo o *Ayurveda*, proporciona o estado de equilíbrio fundamental para que a cura possa ocorrer em todos os sentidos em nosso ser: física, mental, emocional e espiritualmente.

Essas três forças ou qualidades são necessárias para a sustentação da vida em nosso planeta. Em equilíbrio, *rajas* gera a força vital necessária para a vida e *tamas* cria a forma e a substância para o corpo físico.

Devemos observar nosso corpo, nossas ações, sentimentos e emoções para também alternar entre uma qualidade e outra, sempre buscando o caminho do meio. Nada é estático, tudo se transforma, e nós devemos tirar proveito dessa dança cósmica. Depois de uma sessão de exercícios, descansar; depois do trabalho, relaxar; depois das atividades do dia, a noite de sono. Mais uma vez, é a terapia dos opostos operando a favor da nossa saúde.

Os fluxos opostos são naturais e espontâneos no universo, e só temos a aprender com eles. A noite se torna dia naturalmente. A escuridão pertence a *tamas*; o nascer e o pôr do sol são momentos de transição, de movimento, ou seja, de *rajas*; e *sattwa* é a luz propriamente dita.

Esse fluir constante é leve, como deve ser a nossa existência. Os Vedas ensinam que a vida é *leela*, palavra sânscrita que designa uma brincadeira cósmica e divina. Ao transcender o ego, eliminando a necessidade de poder, controle e aprovação, tiramos o peso dos nossos dias e passamos a usar o intelecto para observar sem julgar, criticar ou discriminar. Esse processo aquieta os pensamentos e, consequentemente, as emoções, pois nos tornamos observadores de nós mesmos.

Na tradição indiana, Krishna é a divindade que representa o arquétipo da leveza, da pureza e da brincadeira (sempre com retidão e verdade). Ele era um pastor que conduzia seu rebanho de vacas e tocava sua flauta encantada, e sua música seduzia alegremente todos à sua volta.

Devemos nos inspirar na figura de Krishna e resgatar a pureza e a leveza de nossa criança interior. Isso é feito vivenciando o momento presente de forma inteira, como fazem meninos e meninas, entregando-nos com desapego a uma força maior que conduz o universo como um todo. Essas qualidades de leveza, pureza e inocência são resultantes de *sattwa*, a energia da luz, do amor e da vida. *Sattwa* é a mais elevada força ética (que também pode ser entendida como espiritual) e que se traduz em fé, honestidade, autocontrole, modéstia e verdade.

Todos podemos cultivar a qualidade do equilíbrio. A adoção dos hábitos listados a seguir nos ajuda nesse sentido.

Praticar a verdadeira ioga, a filosofia que tem nas posturas físicas apenas o meio para atingir a expansão da consciência. Isso nos proporciona o equilíbrio porque purifica corpo, mente e emoções, e essa purificação é fundamental para a evolução espiritual. É assim que conseguimos entrar em contato com a nossa essência, única maneira de encontrarmos a felicidade duradoura.

Seguir uma dieta apropriada, consumindo os alimentos corretos para cada *dosha* e as ervas poderosas que a natureza nos oferece.

Meditar e respirar, o que nos auxilia a controlar os sentimentos e pensamentos.

Fazer massagens: a automassagem e também aquela feita por profissionais, com os óleos apropriados.

O corpo e a mente que atingem o equilíbrio (*sattwa*) têm menos chances de adoecer. Por isso o *Ayurveda* insiste na importância de buscarmos esse estado. A doença se manifesta nos momentos em que há a ruptura da estabilidade. As toxinas acumuladas em nossa fisiologia e em nossa mente são as principais causadoras do desequilíbrio — resultado do excesso de *tamas*, a inércia. Mas o excesso de *rajas* também nos faz adoecer, e se manifesta, por exemplo, como as dores em geral.

E, se o nosso equilíbrio interno resulta em mais saúde e felicidade, também causa um impacto positivo no universo, pois estamos todos conectados. Nós nos tornamos ferramentas para se atingirem a paz, a harmonia, a alegria e o amor. Influenciamos tudo e todos à nossa volta e, quando estamos em equilíbrio, criamos um círculo virtuoso de bem viver, que faz a diferença para um mundo melhor.

OS SETE PASSOS DO EQUILÍBRIO EMOCIONAL

Todo comportamento humano é motivado pela procura do prazer e pela vontade de evitar a dor. Essa atitude faz sentido, pois tem como objetivo nos preservar do sofrimento. Só que uma dor não precisa se transformar em sofrimento — e esses conceitos definitivamente não são sinônimos.

A dor é um fato da vida; o sofrimento é nossa interpretação. Sobre a dor não temos controle, uma vez que a vida é um conjunto de opostos: luz e sombra, quente e frio, alegria e tristeza. Mas temos controle sobre o sofrimento.

Ninguém conseguirá passar pela vida sem se defrontar com emoções negativas. E, de acordo com seu *dosha* predominante, você terá tendência a sentir determinadas emoções negativas mais do que outras. Elas surgem diante das situações de desconforto, aquelas que desafiam as necessidades do ego, ou seja, aprovação, controle e poder.

Veja a reação de cada *dosha* diante da dor:

Vata: tenta readquirir o controle através do drama; sofre com ansiedade e depressão. Sente muito medo.

Pitta: tem explosões de raiva. Parte para o confronto e a intimidação.

Kapha: fecha-se em si mesmo, apega-se ao que é conhecido e não muda de opinião.

Sempre que um desses comportamentos surgir, é o ego que está se manifestando. E ele não pode ser confundido com a nossa essência.

A dor tem implicações profundas sobre nossa vida. Uma dor não confrontada no passado se manifesta como raiva ou frustração no presente. E a antecipação de uma dor no futuro se revela como ansiedade ou medo. A perda de energia com todas essas emoções está ligada à depressão.

Os sete passos do equilíbrio emocional limpam toda a confusão e nos levam a não sofrer mesmo quando sentimos dor. O segredo está em encarar a dor e então desapegar-se dela.

No começo, pode não ser fácil praticar os passos. Mas, como já vimos, é preciso ter intenção, persistir e dar tempo ao tempo. Você pode e deve fazer esse exercício sempre que se sentir sacudido por uma emoção negativa. Ele é altamente eficaz para limpar as emoções e nos colocar no caminho do equilíbrio.

1. **Identifique a emoção**: diga para você mesmo "Eu sinto...". Pode ser raiva, tristeza, mágoa, culpa, rejeição ou qualquer outra coisa. Com clareza e riqueza de detalhes, com honestidade, defina e descreva o que você está sentindo. Deixe o ego de lado e use o intelecto para analisar sem julgar. Lembre que o autoestudo é um dos princípios básicos da formação do caráter na ioga.

2. **Testemunhe o sentimento no seu corpo:** as emoções são pensamentos manifestados como sensações físicas. No caso das emoções negativas, em geral a manifestação se dá como um nó ou aperto, pois a energia está estagnada. Quem já não sentiu um nó no estômago causado pela angústia? Ou um aperto no peito gerado por medo? Ou até mesmo um incômodo na garganta por causa da ansiedade? A química associada às emoções tem vida própria e precisa ser reconhecida antes que se alastre dentro de nós. Volte sua atenção para o seu corpo com a intenção de analisar a sensação, sempre sem julgar. Assim você consegue se tornar um observador e separar-se do sentimento que testemunha.

3. **Responsabilize-se pela emoção:** lembre-se que o sofrimento não está no fato em si, mas em nossa percepção dele. E nós podemos modificar a maneira como percebemos as coisas, o que muda o nosso sentimento diante delas. Quem recebe uma crítica e fica ofendido ou triste escolhe sentir-se assim. Outra reação possível seria ignorar o assunto, ou dar risada. A verdade é que ninguém pode nos fazer sentir mal sem o nosso consentimento.

4. **Expresse sua emoção, sozinho, para você mesmo:** o melhor método para fazer isso é adotar um diário das emoções. Como dizia o escritor argentino Jorge Luis Borges: "A escrita nada mais é do que um sonho

portador de conselhos". Ninguém precisa escrever bem, mas deve, sim, escrever de maneira lógica, pois assim reelabora e supera as experiências desagradáveis. Expressar no papel as nossas vivências é uma forma de autoestudo. Assim treinamos a mente a pensar de forma mais articulada, o que leva a um refinamento das nossas percepções. O professor de psicologia Joshua Smyth, em pesquisa realizada na Universidade de Dakota do Norte (Estados Unidos), provou que a escrita terapêutica diminui no corpo os níveis de cortisol (o hormônio do estresse). O maior conhecimento de si mesmo combinado à menor tensão são capazes de evitar a somatização dos problemas.

5. **Liberte-se fisicamente da emoção:** vale correr, dançar, esmurrar um travesseiro ou fazer uma massagem vigorosa. Quando o corpo entra em catarse, as toxinas das emoções são liberadas. Durante a atividade, coloque sua intenção na limpeza do corpo, dos pensamentos e das emoções.

6. **Compartilhe a emoção:** os passos acima dissolvem o drama e deixam apenas o reconhecimento de um desconforto. A essa altura, você pode compartilhar o que sente assumindo plena responsabilidade por isso, sem culpar ninguém. O compartilhamento pode ser feito com um amigo ou amiga que não julgue você: a ideia aqui é apenas aliviar o coração. Se a emoção foi causada por alguém em particular, você também pode compartilhar com essa pessoa, pois agora tem condições de deixar claro que se responsabiliza totalmente pelo que sente e não entrar em jogos de manipulação.

7. **Rejuvenesça:** conscientize-se da sua conquista, sinta orgulho de si mesmo e agradeça a você pelo seu esforço. Reconheça que a sua individualidade merece ser celebrada. Como ensina a milenar sabedoria dos aborígenes da Nova Zelândia, essa individualidade é maravilhosa, é nosso maior trunfo. E depois desse trabalho de limpeza emocional, é hora de se dar um presente. Esses pequenos rituais nos ajudam a dar sentido às nossas experiências. Escolha fazer algo que lhe dê muito prazer: como uma massagem deliciosa, caminhar no parque, dançar ou jantar fora. Invente e aproveite!

É importante saber que cada pessoa age a partir do nível de consciência em que se encontra. Não podemos esperar suco de abacaxi de um limão. Por isso devemos aceitar cada pessoa como ela é. A todo instante temos oportunidades de crescimento, desde que enxerguemos isso. As dificuldades são grandes professoras. Entender e aceitar essa realidade nos faz mais sábios e leves e nos coloca no caminho do equilíbrio.

OS CINCO COMPROMISSOS

Uma das ferramentas mais práticas para atingirmos o equilíbrio emocional tem origem na tradição tolteca do México e foi popularizada pelo xamã don Miguel Ruiz em seus livros *Os quatro compromissos*[3] e *O quinto compromisso*.[4] Ele explica que muitas vezes somos violentos conosco e com os outros por repetirmos comportamentos negativos, que ficaram gravados em nossa memória celular ao longo da vida. Esses comportamentos nos foram ensinados, em geral com a melhor das intenções, por pais e professores enquanto crescíamos. São sistemas de crenças limitadores, com mensagens do gênero: "a vida é difícil", "não somos bons o bastante", "não podemos ter tudo", "a felicidade não dura", "o amor acaba" etc. Sempre que entramos no piloto automático, são esses padrões que afloram. E, assim, usamos o nosso imenso poder criador contra nós mesmos, criando uma realidade de sofrimento em nossa vida.

Don Miguel Ruiz dá a esse cenário o nome de domesticação e nos ensina a assumir alguns compromissos com nossa alma para criar um novo sistema de crenças que, aos poucos, conseguirá nos libertar das armadilhas que nos mantinham aprisionados por meio dos conceitos nefastos.

São cinco compromissos, veja-os a seguir.

SEJA IMPECÁVEL COM A SUA PALAVRA

Nossas palavras são poderosas. Vamos então assumir o compromisso de usá-las para construir situações de amor, acolhimento, criatividade. Falar com integridade, expressando a verdade, e sempre com respeito pelos outros. Evitar qualquer tipo de fofoca, comentário maldoso ou simplesmente desnecessário — não apenas deixar de fazer esses comentários como também se recusar a ouvi-los, delicadamente levando a conversa para assuntos construtivos.

O treinamento para cumprir esse compromisso começa com uma triagem dos nossos pensamentos, numa avaliação do que pretendemos dizer antes de sair falando qualquer coisa. A ideia é eliminar os pensamentos ruins ou falsos e também os julgamentos; e, ao mesmo tempo, cultivar as intenções e os pensamentos de amor, compreensão e empatia, para então expressar esses conceitos em nossas palavras.

Outro aspecto desse compromisso é fazer tudo o que prometemos. O ditado inglês "*My word is my bond*" ("minha palavra é a minha garantia") traduz perfeitamente essa noção preciosa de ser sempre ético. Todo pai e toda mãe precisam se preocupar profundamente em viver segundo esse compromisso. É fundamental que comecemos a dar o exemplo para as crianças de que é possível e desejável ter uma vida íntegra. Devemos sempre falar a verdade para elas — evidentemente, respeitando suas limitações de idade e entendimento — e sempre agir de acordo com o que falamos. A palavra e a ação precisam ter coerência.

Por fim, vamos usar o poder da palavra para nos fortalecer a cada dia. Logo de manhã, ao se olhar no espelho, abra um sorriso, agradeça o seu corpo por lhe permitir desfrutar da experiência humana, diga o quanto você é competente, bom e merecedor de amor. E comece assim um dia lindo.

NÃO LEVE NADA PARA O LADO PESSOAL

Quantas vezes ficamos tristes por achar que alguém fez ou falou algo de que não gostamos e que nos feriu? Precisamos lembrar que o que os outros dizem ou fazem não é contra você, e sim uma projeção da realidade deles, do momento que estão vivendo. Precisamos ser imunes às opiniões e ações dos outros para deixarmos de ser vítimas delas. Cada pessoa age a partir do nível de consciência em que está, e tudo o que faz é apenas um reflexo dela própria. Também é um reflexo da nossa sombra, aquele lado que temos dentro de nós e não queremos reconhecer e que veremos com profundidade no capítulo "Você e os outros".

Ao mudar nossa forma de reagir ao ataque alheio, mudamos toda a dinâmica da relação, nos preservando e ainda ajudando na cura do outro também.

NÃO PRESSUPONHA NADA

Temos o hábito de assumir que pessoas fizeram ou disseram coisas por esse ou por aquele motivo e, a partir daí, criar todo um drama em nossas vidas. Devemos ter como regra sempre observar as situações e só considerar que sabemos aquilo que de fato pudemos observar.

Passamos a vida nos preocupando com coisas que nunca acontecerão. Criamos verdadeiras tragédias imaginando que alguém fez alguma coisa por motivos que jamais existiram. Mas, nesse mundo de fantasia, é bem real o estrago que fazemos ao nosso organismo, aumentando os níveis de adrenalina e cortisol associados ao estresse. Envelhecemos e adoecemos por nada.

Precisamos criar coragem para fazer perguntas claras aos outros: sobre o que não entendemos, o que nos deixa em dúvida, o que nos causa insegurança. Do mesmo modo, devemos ter coragem para expressar nossas necessidades, explicando o que desejamos e por quê. E toda essa comunicação precisa ser feita de maneira clara. Recomendamos para isso o método da comunicação não violenta, o mais efetivo na resolução de conflitos e também ensinado neste livro.

SEMPRE FAÇA O SEU MELHOR

Respeitar nossos limites e a etapa em que estamos em nossa evolução colabora para a manutenção da paz que sentimos em relação a nós mesmos. Somos seres únicos e, portanto, não podemos ficar nos comparando aos outros, julgando-nos e criticando. Se, dentro das nossas possibilidades, fizermos sempre o melhor, eliminaremos o drama do autojulgamento e dos arrependimentos e, assim, construímos a paz em nossa vida.

Esse acordo se aplica a tudo, até a uma aula de ioga, por exemplo. É muito comum ver alunos tentando ultrapassar seus limites para conseguir acompanhar companheiros de prática que possam ter uma elasticidade maior ou mais experiência. Nesses momentos, o risco de causar uma lesão é grande e absolutamente desnecessário. Na prática da ioga, assim como na vida, quem faz o seu melhor sem violência colhe os maiores benefícios.

NÃO ACREDITE EM TUDO E APRENDA A OUVIR

Quantas vezes cometemos erros porque acreditamos em informações erradas? Nem tudo que nos é ensinado é verdadeiro ou mesmo nos serve, ainda que possa ser verdadeiro. Portanto, devemos aprender a ouvir várias fontes sobre um mesmo assunto e a pesquisar por nossa conta sobre a verdade. Além disso, devemos ouvir atentamente, o que nos permite melhorar a comunicação e perceber os fatos como são. E, ao assumirmos a responsabilidade de verificar pessoalmente aquilo que nos é dito antes de passar adiante a informação, atuamos de forma ética.

Don Miguel Ruiz recomenda que se escolha um dos compromissos para começar a praticar. E que, aos poucos, incorporemos os outros, de maneira quase espontânea, pois esses cinco conceitos têm todos um ponto de interseção. Quem consegue obedecer a esses ensinamentos minimiza o fluxo de pensamentos aflitivos, coloca paz no coração, vive em harmonia e alegria e deixa o amor fluir. A cada dia a vida se torna mais e mais cheia de *leela*, a brincadeira cósmica.

Assim nos tornamos um elo de luz na grande corrente da humanidade.

OS ÍMÃS DO AMOR

Os relacionamentos interpessoais são sempre o maior desafio e a maior dádiva de nossas vidas. Já vimos o impacto impressionante que eles têm em nossa saúde e longevidade, por estarem diretamente relacionados ao equilíbrio emocional.

O filósofo francês Jean-Ives Leloup escreve que o sinal de um verdadeiro amor é poder se mostrar inteiro a alguém, com seu perfil bom e mau, com aquela parte da qual se orgulha e aquela que quer esconder. O problema é que todos vivemos com medo de não sermos aceitos por inteiro e por isso mesmo, frequentemente, somos um pedaço escolhido por um outro. Amamos alguém por sua inteligência, esquecendo-nos de seu coração e seu corpo. Amamos o corpo de alguém, mas esquecemos a alma que o habita e o pensamento que o ilumina. Leloup afirma ser raro amar alguém por inteiro e sentir-se amado por inteiro, por isso defende que devemos dar ao outro o direito de ser diferente e o direito de experimentar sua liberdade.

Na vida familiar e nas relações de amizade em geral, acreditamos que investir em certos comportamentos equivale a ter em mãos verdadeiros ímãs de amor. São eles:

Naturalidade: A experiência humana tem altos e baixos, momentos mais felizes e menos felizes, e devemos encarar essa oscilação com naturalidade. No fundo, é isso que torna a vida interessante. Pense num eletrocardiograma: as linhas sobem e descem sem parar. Só quando o coração para de bater é que se desenha uma linha reta. Ser natural é estar em paz para expressar nossas fraquezas e virtudes, estar à vontade para expressar afetividade e amor. É entender que o outro também tem as fraquezas dele e também tem a sua forma de expressar afetividade. A cada gesto de amor recebido, responda com criatividade, com espontaneidade. As relações ficam muito mais legais!

Confiança: Confiar equivale a uma entrega, pois baixamos a guarda. E é só assim que as melhores parcerias e os melhores times funcionam.

Responsabilidade: Como disse a rosa ao Pequeno Príncipe, no livro clássico de Saint-Exupéry,[5] somos responsáveis por aqueles que cativamos. No dia a dia, isso pode se traduzir de diversas maneiras: cumprindo o que se promete, tentando fazer sempre o melhor pelo bem-estar do outro, prestando atenção não apenas no que é aparente, mas também no que só pode ser percebido nas entrelinhas.

Comunhão: É o contato de alma com alma. Aí existe o verdadeiro compartilhar, baseado na confiança. Em comunhão, cada um se torna o que percebe no outro: por exemplo, a força que você admira em seu filho pode inspirá-lo a ser mais forte; a delicadeza que você admira em sua sogra pode inspirá-lo a ser mais delicado. A comunhão é a verdadeira fraternidade, quando o meu conforto só é possível se o outro também estiver confortável.

Respeito: O verdadeiro amor é aquele que cria condições para o ser amado desenvolver todo o seu potencial e o auxilia nessa trajetória. Amor de verdade acolhe, compartilha, soma. Nunca se aproveita da fragilidade do outro, de seus medos e vulnerabilidades.

Entrega e desapego: O apego advém do medo e é o oposto do amor. Enquanto o apego nos limita, o amor nos liberta. Para isso, nos relacionamentos, é importante não seguir os impulsos da raiva e do medo; colocar a energia maior do amor em todas as situações; entender que nada se perde, mas que tudo se transforma; perdoar e não permitir que mágoas passadas se tornem armas futuras.

Silêncio: Deve ser cultivado diariamente, na meditação.

Conheça agora mais dois bons exercícios, um para liberar emoções tóxicas e outro para curar o nosso organismo. Antes de realizá-los, leia o capítulo 10, sobre visualização, no qual explicamos como potencializar essa ferramenta muito útil para o bem viver.

EXERCÍCIO: LIBERANDO EMOÇÕES TÓXICAS

Prepare a sala com um aroma de sua preferência e uma música suave.

Sente-se confortavelmente, com os olhos fechados, e procure aquietar seu diálogo interior nos próximos minutos. Observe sua respiração, perceba o ar entrando e saindo de suas narinas, e vá se aquietando.

Visualize sua vida livre dos efeitos tóxicos das dependências que você tem. Visualize vitalidade, saúde e hábitos saudáveis em todas as áreas de sua vida.

Permita que essa visão da totalidade permeie cada célula do seu corpo, restaurando qualquer ruptura que possa ter ocorrido com o passar dos anos.

Tenha a intenção de se libertar de todos os padrões negativos de comportamento que possam gerar toxinas em sua fisiologia.

Continue com a visualização enquanto for confortável.

Para finalizar, repita mentalmente: "Eu tenho o poder de escolher o que sinto. Escolho sentimentos saudáveis".

EXERCÍCIO: VISUALIZAÇÃO DE CURA

Prepare o ambiente com seu aroma predileto, flores, velas e música calmante.

Sente-se confortavelmente, com a coluna ereta e os olhos fechados.

Respire profundamente algumas vezes, até sentir que o seu corpo está começando a relaxar. Vivencie o momento presente como único e esqueça o mundo exterior.

Traga agora sua atenção para o seu coração e entre em contato com todas as coisas que o fazem feliz e pelas quais você é grato.

Tenha agora a intenção de libertar-se de qualquer ressentimento, sofrimento ou mágoa que possa estar carregando no coração ou na mente. Deixe-os ir, desapegue-se deles. Mentalmente repita a seguinte frase: "Eu os liberto. Assim seja!".

Procure aquietar seu diálogo interior, cultive o silêncio.

Volte sua atenção para o seu corpo e descubra onde você sente tensão. Então procure relaxar esses pontos.

Traga agora sua atenção para sua respiração. Apenas observe-a, aquietando-se mais e mais. Sinta o batimento do seu coração.

Deixe sua atenção vagar por seu corpo, sentindo o calor aumentando, sentindo cada parte dele na qual você escolher colocar sua atenção.

Agora volte sua atenção para uma área do seu corpo que necessite de cura. Visualize a cura nessa área e traga o calor do seu batimento cardíaco para esse local que precisa de cura e alimento. É importante que você sinta o calor nessa região.

E agora, com atenção e intenção nessa área do seu corpo, visualize uma luminosidade verde-clara se expandindo por toda ela. Intensifique essa visualização e, quando ela estiver nítida nos olhos da sua mente, comece a repetir várias vezes o *sankalpa*, frase que carrega uma intenção: "Cura e transformação, cura e transformação".

Traga sua consciência de volta para o seu coração e simplesmente perceba o seu batimento.

Traga agora sua atenção para a respiração e repita mentalmente várias vezes o *sankalpa*: "Cada célula do meu corpo está em bem-aventurança e em sintonia perfeita com o universo".

Permaneça assim alguns instantes e abra os olhos com a certeza da cura e da transformação.

8. Você e os outros

"Uma alegria compartilhada é uma alegria multiplicada; uma tristeza compartilhada é uma tristeza dividida." Esse ditado resume bem a importância dos nossos relacionamentos. Laços familiares e de amizade fortes têm um impacto positivo fundamental sobre nossa saúde e longevidade, assim como a genética, a alimentação saudável e a espiritualidade. Com um detalhe: as relações com a família e os amigos podem chegar a influenciar mais do que a própria genética, esta responsável por cerca de 30% da influência sobre a nossa longevidade.

Uma série de pesquisas realizadas em algumas das melhores universidades do mundo demonstra que o contato social frequente estimula o funcionamento do cérebro, reforça o sistema imunológico, ajuda a controlar o estresse, diminui a pressão arterial, regula os batimentos cardíacos e até retarda os efeitos de doenças como o Alzheimer.

Já a solidão aumenta a pressão arterial e realmente pode matar. Um estudo famoso realizado com enfermeiras pela Harvard Medical School mostra que, quanto mais amigos alguém tem, menores as chances de desenvolver limitações físicas com a idade, e maiores as chances de viver uma vida agradável. Os resultados foram tão significativos que o fato de não ter um amigo realmente próximo ou um confidente foi considerado tão problemático para a saúde quanto fumar ou ter excesso de peso.

VIDA LONGA AOS AMIGOS

E por que o convívio social tem tanta influência sobre a saúde e a longevidade? Porque, segundo médicos e psicólogos, quem tem bons amigos e relações familiares sólidas se alimenta melhor, tende a beber menos e a fumar menos também, visita o médico com maior regularidade, pratica mais exercícios e tem mais apoio para atravessar períodos difíceis. Tudo isso exerce um impacto poderoso sobre a autoestima e o senso de pertencer a uma comunidade, o que por sua vez reforça todos os comportamentos positivos listados, num ciclo virtuoso que soma mais anos de boa vida.

Mesmo quando a alimentação piora e as pessoas passam a fumar, os efeitos positivos das relações sociais sobre o coração podem ser perceptíveis.

Um estudo impressionante data dos anos 1970, quando os residentes de Tóquio e de outras grandes cidades japonesas apresentavam os menores índices de doenças cardíacas no mundo. Isso foi antes da instalação dos fast-foods americanos no Japão. E a melhor saúde cardíaca dos japoneses era creditada à sua dieta baseada em peixe e às conexões familiares e de amizade mais estreitas. Então, no início da década de 1970, pesquisadores descobriram que os japoneses que haviam imigrado para São Francisco eram ainda mais saudáveis em termos cardíacos do que a média da população de Tóquio. E esses imigrantes em geral comiam mais carne vermelha, fumavam e apresentavam níveis de colesterol tão altos quanto os dos norte-americanos. O epidemiologista Michael Marmot passou a estudar essa população, controlando todas as variáveis possíveis. E concluiu que a razão para a maior saúde do coração se devia ao fato de que os imigrantes se envolviam ainda mais profundamente com a comunidade japonesa em São Francisco do que o japonês médio em seu país de origem.

Um outro estudo sobre a relação entre o estresse e a amizade ajuda a explicar por que as mulheres tendem a viver mais do que os homens. Depois de perceber que mais de 90% das pesquisas sobre estresse eram feitas apenas com homens, as médicas Laura Cousino Klein, ph.D. em saúde biocomportamental, e Shelley Taylor lideraram um trabalho na

Ucla (Estados Unidos) que levou a uma conclusão incrível: a resposta feminina ao estresse é mais sofisticada do que a masculina, que utiliza apenas o mecanismo primitivo de lutar ou fugir. Quando a situação estressante provoca uma enxurrada de substâncias químicas no organismo, a mulher tem uma gama maior de comportamentos possíveis: ela reage cuidando de crianças ou se reunindo com outras mulheres. E essas duas atividades liberam no organismo uma substância chamada ocitocina, que tem efeito calmante e é potencializada na presença de estrogênio. Essa resposta calmante não acontece nos homens porque a testosterona, que eles produzem em abundância quando estressados, reduz os efeitos da ocitocina.

O *Ayurveda* também reconhece a importância dos laços sociais, explicando que somos seres conectados em uma grande e única rede. Cada pensamento, emoção e ação nossos influenciam essa rede e vice-versa.

E como fazer para construir um bom relacionamento consigo mesmo, com os outros e, em última análise, ainda tornar o mundo melhor? Nós sugerimos adotar quatro comportamentos que têm imenso poder transformador:

- aceitar nossa sombra;
- nutrir valores sólidos;
- adotar uma comunicação eficaz e não violenta;
- redefinir a felicidade.

O ENCONTRO COM SUA SOMBRA

Você já ouviu falar da sombra? Esse costuma ser um tema difícil para a maioria das pessoas. Para entender o conceito temos que compreender, de verdade, a dualidade inerente à vida.

Sabemos que vivemos em um mundo de opostos: luz e sombra, dia e noite, verão e inverno, alegria e dor. Da mesma forma, abrigamos dentro de nós duas faces: aquela que gostamos de mostrar ao mundo, a pessoa que acreditamos e queremos ser, cheia de qualidades; e uma outra, que muitas vezes não reconhecemos, formada por características indesejáveis, os nossos "defeitos".

O condicionamento social nos faz rejeitar nossa sombra a ponto de não mais reconhecê-la. Afinal, todos queremos ser perfeitos, mesmo que isso simplesmente não exista, já que a dualidade é parte intrínseca da natureza e da vida. Na verdade, para nos tornarmos pessoas melhores, precisamos fazer o oposto de rejeitar a sombra. Temos quatro passos a seguir, e o ideal é ensinar esses passos desde cedo para as crianças. São eles:

- entender que todos temos características boas e ruins;
- aceitar a própria sombra;
- perdoar-se por ela;
- transformar o inimigo em aliado, aprender e transcender.

Ao reconhecer e abraçar sua sombra, você recria a unidade, o todo, a integridade. E com isso coloca fim ao drama em que costumamos nos enredar no dia a dia, o drama da luta do bem contra o mal. Enquanto você acredita que precisa lutar, está sempre perdendo. Mas, ao jogarmos luz na sombra, ela deixa de nos assustar. O conflito é a natureza da dualidade. A resolução do conflito é a natureza da unidade. Pare de julgar, rotular, culpar —abandone a fantasia de querer mostrar ao mundo que você está certo, e os demais, errados. Como dizem os Vedas: você não está no mundo, o mundo está em você.

Segundo Carl Jung, pai da teoria dos arquétipos e do inconsciente coletivo, temos a tendência de ignorar nossas fraquezas, e projetá-las nos outros, em um jogo chamado de espelho dos relacionamentos. Esse mecanismo nos faz criticar nos outros aquilo que somos e não aceitamos em nós mesmos. Ou seja: o que tanto nos incomoda no outro é nada mais nada menos do que a projeção de nossa sombra.

A sombra projetada tem a função de nos manter inconscientes. É uma arma de defesa poderosa que nos protege contra a tão temida rejeição. O ego, como já vimos, tem preocupação constante com a opinião que os outros têm de nós. E por isso não aceita a própria sombra, só enxergando-a no vizinho.

Ter conhecimento de toda essa dinâmica é o primeiro passo para superá-la, pois, como vimos anteriormente, somos todos capazes de eliminar um padrão de comportamento que não nos serve mais, mas, para isso, precisamos criar um novo hábito e colocá-lo no mesmo lugar. É tudo uma questão de escolha e perseverança.

Para facilitar o processo, procure reconhecer sua sombra nas situações negativas e abrace essas características sem julgamento, com uma atitude de perdão. Sua escolha pode fazer com que esse obstáculo se torne seu aliado. Não considere que você tem qualidades e defeitos — entenda tudo como características. Somos o que somos. E aquilo de que não gostamos precisamos reconhecer para então mudar.

Ao adotar esse novo padrão de comportamento, tenha o objetivo de resgatar a totalidade de seu ser. O reconhecimento das forças opostas que se agitam dentro de nós apenas nos fortalece e nos torna mais capazes de criar os próprios milagres. Também nos faz mais tolerantes com os demais. Afinal, cada pessoa age a partir do nível de evolução em que está, e devemos respeitar esse critério. Por fim, quem exercita a compreensão e a compaixão desencadeia ao seu redor um círculo virtuoso. Ao agir com benevolência, você será tratado com a mesma benevolência. E, aí, fica muito mais fácil viver.

Um novo campo da sociologia se debruça sobre o chamado contágio social, o que pode mudar a maneira como pensamos nossos comportamentos. É um estudo profundo do comportamento de rebanho, que até hoje ninguém sabe ao certo como se desencadeia.

Nicholas Christakis e James Fowler, pesquisadores de Harvard, propõem a existência de conexões invisíveis que correm por toda a sociedade. Em seus estudos, eles demonstraram que, quando alguém adota um comportamento negativo, as pessoas à volta ficam 50% mais propensas a repetir aquele comportamento (como fumar, por exemplo). Isso revela como o comportamento acontece nos grupos, seja por pressão dos outros membros ou por padrões familiares. A proposição de Christakis e Fowler é impressionante, porque começa a provar cientificamente o que Jung falou há mais de um século sobre o inconsciente coletivo.

A CONSTRUÇÃO DOS VALORES

Valores positivos sólidos são a base para uma vida saudável e feliz. Eles nos guiam em qualquer escolha que tenhamos que fazer: de coisas aparentemente banais, como o que colocar no prato, a decisões fundamentais, como a carreira a seguir ou a pessoa com quem casar. Os trabalhos de *coaching* de vida e de carreira partem dessa definição, pois só podemos construir uma vida plena se soubermos o que de fato nos move, ou seja, quais são os nossos valores.

Alguns valores nos ajudam especialmente a viver em paz conosco e com as pessoas à nossa volta. Para desenvolvê-los, basta ter a intenção de agir sempre de acordo com eles e ter a atenção e a disciplina necessárias para observar cada momento e fazer a escolha que celebra esses valores. Veja a seguir que valores são esses.

Não exaltação do ego: Não esperar muito reconhecimento pelo que se faz. Fazer e se desapegar do resultado. Tomar cuidado para não se valorizar tanto a ponto de acreditar que fez coisas que, na verdade, são mérito de outros. Isso é muito comum no mundo corporativo, por exemplo.

Tolerância: Devemos aceitar cada momento como ele é e se apresenta, assim como precisamos aceitar as pessoas como elas são. E lembrar que cada pessoa age a partir da sua evolução, a partir do que ela pode.

Compartilhamento: Nada pertence apenas a mim. Tudo o que conquistamos e somamos em nossa trajetória de vida precisa estar a serviço de um bem maior, comum ao grupo a que pertencemos. De que serve o seu talento se ele não é posto a serviço da melhoria do todo? O ser humano é social por definição, e uma das nossas necessidades é ajudar os demais. Tanto que, como já vimos, quem ajuda se torna mais feliz.

Gratidão: Esse valor é um dos maiores aliados que temos para o fortalecimento do caráter. Devemos agradecer sempre por tudo de bom que nos acontece. Sugerimos que você faça um caderninho de gratidão, escrevendo a cada dia, durante um mês, cinco coisas novas pelas quais você agradece (não vale repetir). Esse treino nos força a procurar pela bondade, pela beleza, por coisas mesmo pequenas que nos são dadas como presentes, a todo momento, e para as quais geralmente não damos nenhuma atenção. Assim, aos poucos, percebemos como somos afortunados, e quanto temos a agradecer! O melhor de tudo é que a gratidão fortalece o coração e o sistema imunológico e faz conexões neurológicas importantes. Então, agradeça!

Compaixão: Essa virtude aquieta a mente, enquanto a mantém aberta para aquilo que realmente importa. Ela cala o nosso juiz de plantão, tornando a vida mais leve. A compaixão é o real interesse por ouvir, compreender e partilhar a dor do outro. Faz parte dos valores essenciais para o momento da evolução do nosso planeta. A compaixão torna o coração de cada pessoa mais leve e receptivo, favorecendo a aceitação e a tolerância. E a partir daí ela se torna uma ferramenta importante para o aquietamento da turbulência dos pensamentos. A compaixão aquieta a mente enquanto a mantemos alerta para as coisas verdadeiramente importantes em nossa vida.

COMUNICAÇÃO EFICAZ E NÃO VIOLENTA

Em 1982, o americano Marshall Rosenberg desenvolveu um método que batizou de comunicação não violenta (CNV), baseado na ideia de que precisamos estabelecer uma conexão de qualidade com o outro para então nos comunicarmos de maneira efetiva.

A CNV é fundamentada no reconhecimento de que tudo o que dizemos ou fazemos é a expressão de uma necessidade, e no fato de que, nesse nível das necessidades, todos os seres humanos são iguais. Todos desejamos amor, respeito, amizade, reconhecimento, serenidade, companheirismo, paz, diálogo, diversão, realização.

As necessidades são essenciais, mas se expressam de inúmeras formas, que podem mascará-las. Por exemplo: alguém que precisa o tempo todo exercer poder sobre os outros está expressando uma necessidade? Certamente, já que absolutamente tudo o que fazemos é causado por uma necessidade. Só que o poder não é a necessidade, apenas sua expressão, assim como o controle ou o dinheiro. Para achar a necessidade precisamos ir mais fundo e entender do que a pessoa precisa — pode ser reconhecimento, respeito, entre outras muitas coisas.

Ao reconhecermos que todos temos as mesmas necessidades, percebemos que não é nesse nível que ocorrem os conflitos, e sim na maneira que cada pessoa escolhe, em geral inconscientemente, para manifestar suas necessidades. Os conflitos, portanto, são sempre expressões trágicas de necessidades não atendidas. Aqui temos uma mudança de foco fundamental: deixamos de olhar para os erros (os nossos e os do outro) e passamos a olhar para as necessidades de todos.

E como adotar a CNV no nosso dia a dia? A partir de cinco passos:

- empatia;
- observação;
- reconhecimento do sentimento;
- determinação da necessidade;
- formulação de um pedido.

A **empatia** é nossa capacidade de nos colocarmos no lugar do outro. Para haver comunicação eficiente, é sempre preciso ser capaz de se conectar com o que o outro pensa e sente. Os psicopatas não têm essa capacidade, e por isso conseguem perpetrar os atos mais terríveis.

Uma vez estabelecida nossa boa vontade em relação a nós mesmos e ao outro, é a hora de **observar**, ou seja, de fazer uso dos nossos sentidos para absorver o que se passa no mundo: ver, ouvir, tocar, sentir o cheiro, o sabor.

Depois de observar determinada situação, analise os pensamentos e os **sentimentos** que ela lhe provoca. Então, pergunte-se: que **necessidade** está por trás daquele sentimento ou pensamento?

Um exemplo prático: você se irrita porque o quarto do seu filho está uma bagunça. Antes de brigar com ele, faça o exercício acima. Provavelmente você descobrirá que sua irritação advém de uma frustração criada porque você sente necessidade de ordem. Então, vá até seu filho e diga-lhe claramente: "Estou frustrado porque preciso de ordem. Por favor, arrume o seu quarto".

É muito comum que, no discurso crítico, falemos exatamente o oposto do que desejamos, ou seja, da nossa necessidade. Nessa situação, por exemplo, é possível que diga, cheio de irritação: "Você é muito bagunceiro! Arrume já esse quarto!". Alguns outros exemplos: se numa discussão você acusa o outro, dizendo: "Você sempre complica!", isso expressa a *sua* necessidade de simplificação. Quando dizemos: "Você é egoísta", podemos estar manifestando *nossa* decepção causada por uma necessidade de companheirismo.

Por fim, faça o seu **pedido**, expressando claramente a sua necessidade. A maioria de nós não sabe pedir. Pense na seguinte situação: uma esposa está chateada porque não passa tempo suficiente com o marido, que está sempre trabalhando. Ela então diz a ele: "Eu gostaria que no próximo fim de semana você não passasse o sábado inteiro trabalhando". E ele atende ao pedido dela: não vai trabalhar no sábado e marca um encontro com os amigos que o mantém fora de casa o dia todo. O marido fez o que a esposa pediu, mas ela não satisfez a necessidade de companheirismo porque não soube expressá-la em um pedido claro, como: "Neste sábado, eu gostaria que passássemos o dia juntos porque sinto falta da sua companhia".

Quanto mais pessoas praticarem a comunicação não violenta, mais fácil e prazeroso será viver.

REDEFINIÇÃO DA FELICIDADE

É tão comum nas empresas ouvir que "O coração de um CEO está no seu bolso" ou: "Reconhecimento é para pessoas, não espere isso das empresas", ou ainda: "Você está aqui para fazer o seu trabalho, não para fazer amigos". Quanta bobagem e quanta violência! Sempre que o resultado é mais importante do que as pessoas, há algo profundamente errado com a equação. Afinal, o mundo, as empresas, as relações — tudo é formado por pessoas e precisa estar a serviço das pessoas.

Nossa sociedade subverteu essa lógica ao colocar pessoas a serviço de resultados e aceitar que os fins justificam os meios. A questão, porém, é que não há um fim: tudo são meios. Como disse Gandhi: "Não há um caminho para a paz, a paz é o caminho". E, se a paz é o único caminho, precisamos rever com urgência o nosso conceito de felicidade. Cada vez mais pessoas no mundo já fazem isso, ao perceber que outro carrão do ano, mais uma bolsa de grife e uma nova conquista sexual são prazeres absolutamente instantâneos, que não nos alimentam nem nos trazem paz e felicidade duradouras.

Essa mesma cultura de querer sempre mais, usar e descartar tudo e todos e olhar apenas para o próprio umbigo exaure as pessoas e o planeta. Dados da Global Footprint Network[1] indicam que já consumimos mais do que uma Terra e meia, num processo civilizatório insustentável. Ou seja: a Terra precisaria ter 50% mais recursos naturais para sustentar o atual nível de consumo que praticamos. E por que mesmo queremos mais? Precisamos de pouco para ser felizes. E certamente não precisamos de carros, bolsas ou sapatos. Voltamos aqui para a ideia de nossas necessidades: é a elas que precisamos atender. E a questão é mudar a nossa estratégia. O anseio pela roupa da grife X expressa claramente a necessidade de pertencer a um grupo, ser reconhecido, conquistar respeito. Mas não seria muito melhor suprir essa necessidade de pertencimento auxiliando alguém? Juntando-se a um grupo voluntário que melhora a vida de outros seres humanos ou de animais? Comece, dia a dia, a observar o que de fato torna você feliz, aquece seu coração e sua alma. E invista nisso: numa vida mais simples, mais leve, muito mais prazerosa.

Segundo os Vedas, a causa primordial do sofrimento humano é a falta de conhecimento de quem somos na realidade. Um corpo físico, sim, mas não apenas isso: muito mais do que o corpo, somos uma essência eterna e parte integrante do todo que é o universo. Assim, apenas quando reconhecermos isso e vivermos de acordo com essa realidade é que encontraremos a paz e a felicidade.

É no silêncio que conseguimos mergulhar realmente a fundo dentro de nós mesmos para entrar em contato com nossa essência. Daí a importância de meditar diariamente.

E uma vez conectado com sua essência, é hora de conectar-se com os outros. É nesse equilíbrio entre o silêncio e a conexão com o outro que nos abastecemos de energia vital. Lembre-se: em sânscrito, a vida é *leela*, brincadeira cósmica e divina que partilhamos com os demais.

9. Meditação

A essência do ser humano é o silêncio. Já vimos esse conceito no capítulo sobre a ioga, uma das formas de nos aproximarmos dessa essência. A meditação é outra maneira de fazer esse caminho, e é seguramente a mais estudada até hoje pela medicina ocidental, por conta de sua eficácia (comprovada por exames laboratoriais) no combate ao grande mal moderno, o estresse.

Há inúmeras definições para o ato de meditar. Uma das melhores é do psicólogo britânico John Clark, em seu livro *A Map of Mental States*:[1] "Um método através do qual a pessoa se concentra mais e mais sobre menos e menos". Essa colocação tem a vantagem de desmistificar a meditação, por muitos interpretada erroneamente como mero "parar de pensar".

Quando se diz que meditar é parar de pensar, não se chega a lugar algum. O ser humano pensa, e pensa incessantemente. É como se tivéssemos em nossa mente milhares de macaquinhos enlouquecidos, pulando de galho em galho, num movimento desordenado que gera angústia e aflição. Acabamos por confundir a nossa essência silenciosa com esse turbilhão, e assim adoecemos. Mas nós podemos iniciar um processo de aquietamento do fluxo de pensamentos. Isso é meditar, como define Clark.

É difícil? Depende do ponto de vista. A questão toda é ter a disciplina para meditar diariamente, sem esperar nenhum resultado. Essa é a maior dificuldade, porque todos vivemos cheios de expectativas. Numa sociedade em que temos que estar fazendo alguma coisa o tempo todo, não é fácil sentar-se com a coluna ereta, os olhos fechados e iniciar o processo de aquietar a mente. A impressão é a de que não se está fazendo nada, o que, para nós, ocidentais, equivale a dizer que estamos perdendo tempo. Ao final da leitura deste capítulo, porém, garantimos que você terá uma certeza: a de que meditar é a melhor coisa que uma pessoa pode fazer com seu tempo.

Nosso convite é que você ao menos tente. Comece com cinco minutos e vá gradualmente aumentando esse tempo. A meta é chegar a quinze ou vinte minutos, duas vezes ao dia. Essa rotina seguida durante oito semanas reverte o envelhecimento cerebral, entre outros inúmeros benefícios. Isso não é uma esperança, é um fato comprovado pelas pesquisas da neurocientista americana Sara Lazar, da Harvard Medical School e do Departamento de Psiquiatria do Massachusetts General Hospital.

Pioneira na investigação dos efeitos da prática a partir do uso de imagens funcionais e estruturais da massa cinzenta, Lazar e sua equipe provaram que a meditação muda o cérebro: há uma diminuição da amígdala, o que controla a sensação de estresse e a depressão, e um aumento do cortéx cerebral, melhorando a memória, o controle emocional, a empatia, a compaixão e a capacidade de aprender e de tomar decisões.

Conforme envelhecemos, a massa cinzenta no córtex diminui naturalmente, o que explica as falhas de memória e a maior dificuldade de entendimento. Mas os estudos da dra. Lazar mostraram que pessoas de cinquenta anos que meditam têm a mesma quantidade de massa cinzenta no córtex que indivíduos de 25 anos. Isso significa que meditar previne e desacelera o declínio da estrutura cortical causado pelo envelhecimento.

Um outro estudo de 1992 publicado no *International Journal of Neuroscience* já havia relacionado a meditação à diminuição do ritmo do envelhecimento. Na época, ele demonstrou que pessoas que meditavam havia mais de cinco anos eram biologicamente dez a quinze anos mais jovens do que pessoas da mesma idade cronológica que não meditavam.

Foi a partir da década de 1960 que a meditação passou a ser estudada pela medicina ocidental. As pesquisas foram então lideradas pelo cardiologista norte-americano Herbert Benson, fundador do Instituto Médico Mente e Corpo da Universidade de Harvard, nos Estados Unidos. Ele e sua equipe começaram a investigar o que chamaram de "resposta do relaxamento": uma série de alterações fisiológicas e psíquicas provocadas pela repetição contínua de uma palavra, um som, uma frase ou uma oração, e pelo descarte passivo de pensamentos intrusos. Desde então se conseguiu provar cientificamente que esse estado de relaxamento profundo muda as respostas físicas e emocionais do indivíduo diante de situações de estresse.

A alteração é impressionante. Estudos do dr. Benson mostram que, em média, 60% das consultas médicas poderiam ser evitadas caso as pessoas usassem sua capacidade mental para combater de forma natural as aflições, tensões e medos que são causadores de problemas físicos. E a meditação é a maneira mais efetiva de treinar a disciplina mental, fortalecendo assim a mente.

De lá para cá, provou-se que a prática diária da meditação reduz:

- frequência cardíaca;
- doenças do coração (reduzir o estresse mental é mais benéfico ao tratamento delas do que o exercício físico);[2]
- pressão arterial, ou seja, auxilia no tratamento da hipertensão. (A redução se dá em níveis comparáveis àqueles atingidos com drogas de amplo uso médico, mas sem seus efeitos colaterais);[3]
- ritmo respiratório e consumo de oxigênio;
- frequência das ondas cerebrais;
- dores crônicas (redução em mais de 50%, enquanto aumenta a produtividade e melhora o humor);[4]

- dores nas costas, artrite e dor de cabeça;[5]
- suor;
- tensão muscular;
- níveis de colesterol;
- adrenalina;
- cortisol;
- ansiedade;
- irritabilidade;
- alterações no humor;
- insônia (75% das pessoas insones que receberam treinamento de relaxamento e meditação passaram a adormecer em até vinte minutos depois de se deitarem);[6]
- dependência de cafeína, tabaco, álcool e drogas;
- temor da morte;
- sintomas agudos de tensão pré-menstrual (a redução é de 58% nos sintomas após cinco meses de meditação diária);[7]
- infertilidade associada a questões psicológicas;
- problemas psicológicos e do sistema nervoso.

E a meditação diária promove:

- coerência das ondas mentais;
- fortalecimento da imunidade;
- aumento da serotonina, o chamado "hormônio do bem-estar";
- saúde cardiovascular;
- melhor recuperação após enfrentar estresses;

- maior concentração e tempo de atenção;
- criatividade, eficiência, produtividade e energia;
- longevidade, vitalidade e rejuvenescimento;
- sentimentos de paz e felicidade;
- estabilidade emocional;
- autoconfiança e espontaneidade.

Note que todas as alterações provocadas pela prática meditativa são o oposto daquelas provocadas pela reação de luta ou fuga, respostas tradicionais do corpo e da mente às situações estressantes. Mas se é impossível fugir do estresse, é possível enfrentá-lo melhor. A meditação faz isso, tirando o eixo de referência das situações externas e colocando-o dentro de nós, onde há permanente paz e equilíbrio.

Ao longo das décadas, outros cientistas se uniram ao dr. Benson no estudo sistemático da meditação, como o cardiologista Dean Ornish, que foi médico consultor da Casa Branca durante o governo Clinton, fundou o Instituto de Pesquisa em Medicina Preventiva de Sausalito, na Califórnia, e escreveu o best-seller *Amor & sobrevivência*;[8] e o endocrinologista Deepak Chopra, autor de mais de trinta best-sellers, como *A cura quântica*[9] e *Corpo sem idade, mente sem fronteiras*,[10] todos já publicados no Brasil.

MEDITAÇÃO E AUTOCONHECIMENTO

Ainda que a meditação tenha sido introduzida no Ocidente com o intuito de eliminar o estresse e que seus benefícios para a saúde já tenham sido comprovados cientificamente, o objetivo original dessa prática é o autoconhecimento. Nas milenares escrituras indianas, o sábio Patañjali, principal codificador da ioga, fala na meta final de atingir o estado de *samadhi*, que é a expansão da consciência. Esse estado é sutil e exige que corpo, mente e sentidos estejam em harmonia.

Não se trata aqui de simplesmente fechar os olhos, e sim de abrir a mente. E, para isso, nada melhor do que entendê-la. Já sabemos que o corpo é formado pelos cinco grande elementos, que se organizam segundo os biótipos do ser humano. E já aprendemos várias lições de bem viver para equilibrar o corpo físico. A mente também é formada por esses elementos, de maneira menos densa do que a parte física. Como o ar e o espaço, ela não tem forma, ao mesmo tempo está em tudo e não pode ser localizada em nada. Onde colocamos nossa intenção e nossa atenção, aí está a nossa mente. O fogo nos permite desenvolver a percepção, a água se relaciona com nossas emoções, e a terra é o que conecta a mente com o nosso corpo.

Para aprender a meditar você precisa ter: intenção, atenção, disciplina e desapego. O segredo é dar tempo ao tempo, seguir devagar e sempre. A cada dia, você fará melhor, e esse é o maior estímulo para continuar. Com o tempo, o ato de meditar vai ficando gravado em nossas células, tornando-se hábito, e então fica mais fácil e prazeroso.

Existem várias maneiras de meditar, todas válidas. Antes de vermos algumas delas, queremos sugerir um treino muito eficaz, que prepara a mente para a meditação. Trata-se de vivenciar o momento presente. Como disse Dalai Lama, se você vivenciar o momento sempre estará em estado meditativo, 24 horas por dia. O que isso significa? Que, se você estiver escovando os dentes, simplesmente escove-os e tente não pensar em nada mais. Quando você estiver conversando com alguém, só se concentre nisso, não fique caraminholando outras coisas.

Ao tentar ter esse nível de atenção concentrada, porém, você perceberá como a mente nos escapa. Enquanto se exercita, por exemplo, você já está pensando o que vai fazer depois ou lembrando de algo que aconteceu. Esse é o ego em ação, nos impulsionando a desejar mais poder, mais controle, mais aprovação. É o ego nos fazendo tomar por realidade o que os indianos chamam de *maia*, a ilusão do mundo exterior, a ilusão do passado e do futuro. Na verdade, a única realidade que temos é a nossa essência no presente.

Então, precisamos treinar. A prática faz a perfeição, certo? Ao vivenciarmos o aqui e agora, trazemos o foco de nossa atenção para uma só coisa e automaticamente diminuímos o fluxo dos outros pensamentos. Essa concentração minimiza os estímulos externos, promovendo um afastamento momentâneo do que captamos através dos sentidos. Com a prática, todos conseguem se aprofundar nessa abstração dos sentidos, tornando-se observadores do mundo ao redor, sem se confundir com ele. Nós estamos no mundo, mas não somos o mundo.

Quando conseguimos manter a mente introspectiva e focada por um tempo maior, começamos a entrar no estado de meditação propriamente dito. Aos poucos, vamos nos aprofundando nesse processo sem fim e sem retorno, que nos leva de volta ao nosso estado natural de ser. Esse é um caminho de cura para nossas aflições, uma vez que voltamos para casa — e, como ensina o *Ayurveda*, toda doença é saudade do lar.

Deepak Chopra cita ainda outro grande benefício da meditação: acessar o que ele denominou de campo da pura potencialidade, no qual podemos criar a nossa vida da forma que desejamos. É claro que isso não é feito de um dia para o outro, mas aos poucos, com a prática disciplinada e constante.

Quando nos conectamos ao campo da pura potencialidade, nossa vida começa a melhorar, de forma espontânea. Você precisa falar com alguém? De repente essa pessoa telefona para você. Tropeça numa informação que parece inútil? Pois dali a pouco algo acontece e aquela informação é justamente o que lhe dá condições de tomar a melhor decisão. Nada disso é mágica: simplesmente você está em harmonia com o universo, e os sincronismos passam a agir em sua vida.

Quando grupos de pessoas se unem para meditar, o efeito positivo dessa prática consegue afetar comunidades inteiras. Na década de 1960, o guru indiano Maharishi Mahesh Yogi, que ficou famoso por ter sido conselheiro espiritual dos Beatles por um breve período, afirmou que, se 1% da população do planeta praticasse a meditação transcendental (cuja técnica explicaremos mais à frente), as guerras cessariam. Em dezembro de 1974, foi feito o primeiro estudo para verificar essa afirmação. Os pesquisadores reuniram estatísticas de crimes, acidentes e admissões em hospitais em quatro cidades onde 1% da população meditava. E os índices foram comparados com os de outras quatro cidades-controle. Havia diferenças significativas, com taxas mais baixas nas cidades onde se meditava.

O estudo foi então ampliado para onze cidades com 1% de meditadores e em seguida para 48 cidades, e os resultados sempre apontavam os índices de crime cerca de 16% menores do que os das cidades-controle. Esse estudo foi publicado no *Journal of Crime and Justice*, em 1981, e os números obtidos foram considerados a evidência de um "efeito Maharishi" sobre a violência.

Até hoje foram conduzidos mais de seiscentos experimentos, em trinta países, todos mostrando a correlação entre uma quantidade significativa de pessoas meditando e a melhora da qualidade de vida local ou mesmo internacional. Segundo o físico quântico John Hagelin, presidente da Universidade Maharishi, em Fairfield, nos Estados Unidos, um dos mais interessantes estudos foi realizado em 1983, durante a guerra entre Líbano e Israel. Nos dias em que cerca de mil pessoas se reuniram para meditar juntas, as mortes e os ferimentos causados pela guerra tiveram uma queda de 80%. Esses resultados foram tão surpreendentes que a comunidade científica se mobilizou para repetir o experimento. A meditação coletiva foi feita mais sete vezes ao longo de dois anos e meio, com grupos de meditadores baseados em Israel, no Líbano e em países do Oriente Médio e da Europa. E, mais uma vez, provou-se que os conflitos diminuíam nos dias de meditação. Cada um dos grupos ia agregando cada vez mais meditadores e, quando chegava ao número de meditadores calculado para produzir o efeito desejado, ocorria de fato uma sensível redução da violência. Estudos anteriores já haviam mostrado que, para se obter um efeito de redução da violência, não era necessário ter 1% da população meditando, bastava o equivalente à raiz quadrada desse número.

Como explicar esse efeito? Os cientistas ligados à Universidade Maharishi afirmam que, ao meditarem juntas, as pessoas sincronizam as ondas cerebrais alfa, e assim, coerentes, elas são capazes de se expandir e atingir o subconsciente de milhares de pessoas, diminuindo os níveis coletivos de estresse e violência. Em outras palavras, a meditação coletiva consegue alterar o inconsciente coletivo porque acessa o campo unificado, onde todos somos um.

Com a prática constante da meditação, você se torna um ser humano melhor a cada dia e ajuda o mundo.

COMO MEDITAR

Qualquer pessoa, de qualquer idade, pode começar a meditar. Essa atividade só tem uma única contraindicação, em casos de distúrbios mentais. Até crianças podem praticar, geralmente a partir dos seis anos.

Com a prática, somos capazes de meditar em qualquer lugar. Mas, para quem está começando, ajuda muito preparar um local agradável para sentar-se e concentrar-se. Algumas dicas:

Escolha um espaço calmo, com o mínimo de barulho e de estímulos externos.

Aromatize o ambiente com o óleo essencial de sua preferência. Nossa sugestão é lavanda, aroma que tem o poder terapêutico de induzir o aquietamento.

Coloque uma música suave.

Deixe o ambiente na penumbra ou acenda algumas velas.

Se possível, medite sempre no mesmo local, pois ele fica impregnado de uma energia poderosa que se fortalece a cada dia. E preste atenção no seu conforto: ele é fundamental para ajudar a acalmar os pensamentos.

Avise para todas as pessoas da casa que você não quer ser perturbado. Desligue telefones e qualquer aparelho que faça barulho.

Comece praticando no mínimo por cinco minutos e aumente esse tempo gradativamente. O seu corpo se acostuma e a cada dia fica mais fácil meditar. Os melhores horários são o início ou o fim do dia. Mas, medite na hora que você puder, nada de criar problemas nem obstáculos. Veja agora como deve ser a postura corporal e a sua atitude durante a prática:

Sente-se com a coluna ereta e os ísquios bem apoiados numa cadeira, numa almofada ou no chão. Alongue bem a sua coluna, como se quisesse aumentar os espaços entre os discos vertebrais, e posicione a cabeça como um prolongamento natural da coluna. Traga o pescoço ligeiramente para trás e mantenha o queixo paralelo ao chão. Movimente os ombros para cima e para baixo, unindo as escápulas no meio das costas.

Se optar pela cadeira, mantenha os pés também firmes no chão.

Se optar pela posição de lótus, com as pernas cruzadas confortavelmente, você pode se sentar direto no chão ou sobre uma almofada.

Feche os olhos.

Não rejeite nenhum pensamento, eles fazem parte do processo. Ao rejeitá-los, você acaba por fortalecê-los. O processo deve evoluir sem esforço. Simplesmente seja: sem analisar, sem criticar.

Nunca medite com o estômago cheio demais, nem totalmente vazio. Procure comer uma fruta ou beber um suco reforçado, assim a comida não pesa e você também não sente fome.

Tenha o firme propósito de curar a si próprio, o desejo verdadeiro de melhorar como ser humano a cada dia. Um ditado indiano ensina: o que o homem verdadeiramente deseja em seu coração é o que ele se torna.

Agora, vamos aos tipos de meditação. Reunimos alguns dos mais populares. Nossa sugestão é que tente os que mais atraem você, de preferência por algumas vezes, até achar aquele que de fato combina com seu estilo. E então tenha disciplina para praticar diariamente.

Meditação na respiração: O foco aqui é apenas observar a sua respiração. Comece inspirando e expirando profundamente, contando o mesmo tempo para inspiração e expiração, e procurando encher e esvaziar completamente os pulmões. Com o passar do tempo, perceba que o seu corpo relaxa e a sua mente se aquieta. A partir daí, não controle mais a respiração, deixe que ela siga seu fluxo natural e espontâneo, e fique apenas como observador. Quando nos aquietamos, a intensidade respiratória diminui, bem como os batimentos cardíacos, o fluxo sanguíneo e todas as funções vitais. E entramos automaticamente em um estado de paz, harmonia e alegria. Deixe os pensamentos passarem como nuvens no céu ou como cenas de um filme, sem se apegar a nenhum deles.

Meditação na música: Escolha uma música suave da qual você goste muito e coloque-a em volume baixo. Observe o ritmo, a cadência, o fluir dos sons. Sinta cada uma das suas células vibrando nessa sintonia tranquila. O seu corpo é como um diapasão e as células vibram em uníssono.

Meditação induzida com visualização: Escolha uma das muitas meditações induzidas existentes em CDs ou na internet. Sugerimos alguma coisa que o aproxime da natureza, conduzindo-o até um jardim, cachoeira, praia ou montanha. O contato com a natureza tem um imenso poder de acalmar nosso turbilhão mental, trazendo aquietamento profundo e cura para todo o nosso ser.

Meditação na chama da vela: Acenda uma vela à sua frente. Nessa meditação, você não fecha os olhos, apenas os mantém semicerrados. Faça várias inspirações profundas, aquietando a mente. Foque sua atenção na chama da vela e procure permanecer por alguns instantes sem piscar. Observe o movimento da chama, sua dança leve e sensual, as nuances das cores... até sentir os olhos lacrimejarem. O ideal seria manter o exercício até liberar lágrimas, para promover uma purificação nos condutos lacrimais. Continue observando a chama da vela e procure ir se unindo mentalmente a ela. Aqui você se torna observador e objeto observado ao mesmo tempo. Você pode também escolher qualquer outro objeto para esse tipo de meditação, como um símbolo geométrico ou uma mandala.

Meditação de questionamento: Muitos mestres antigos consideravam essa a meditação mais poderosa que existe. Trata-se de questionar o próprio ser. Mentalmente, repita a pergunta: "Quem sou eu?". É preciso colocar intenção e atenção nesse questionamento e não simplesmente repetir a pergunta. Dentro de cada um de nós estão todas as respostas de que precisamos, mas elas são apenas sussurradas pelo sábio, que é nossa verdadeira essência. É preciso aquietar a mente para ouvir suas palavras.

Meditação com pensamento positivo: Escolha uma frase que se encaixe no seu momento atual, que exprima algo que você queira muito mesmo. Exprima o seu desejo de forma positiva, por exemplo: "Eu sou saudável" ou "O poder do universo está em mim". Repita essa frase durante algum tempo, com intenção e atenção. Não controle o ritmo da repetição, apenas siga o fluxo natural, que pode variar durante a prática.

Meditação com mantras: Ferramentas muito eficazes para aquietar a mente, os mantras são sons de poder. Eles podem ser utilizados para atingir várias finalidades, como proteção, saúde, prosperidade. Um exemplo é o mantra "Aham Brahmasmi" (o "h" em sânscrito é aspirado, como na língua inglesa), que significa: "Eu sou Brahma, eu sou o criador do universo, o poder do universo está em mim". Várias tradições utilizam essa modalidade, entre elas, a meditação transcendental e a meditação no som primordial. A primeira foi desenvolvida por Maharishi, como vimos acima. O praticante tem que fazer um curso, numa das várias escolas espalhadas pelo mundo. Durante as aulas ele recebe um mantra que passa a ser seu. A prática é feita sentado e com repetição mental do mantra. Já a meditação no som primordial, divulgada por Deepak Chopra, determina o mantra pessoal a partir das informações de data, horário e local de nascimento de cada praticante: seu mantra é o som que vibrava no universo naquele momento.

Meditação Zazen: Ligada à tradição budista, consiste basicamente em sentar-se em uma posição confortável, com a coluna ereta e os olhos semiabertos, em períodos de até quarenta minutos. Os praticantes costumam ficar sentados sobre almofadas, apenas observando os pensamentos e as sensações que surgem, sem reprimi-los ou julgá-los.

Tenha um caderninho para fazer anotações sobre a sua prática de meditação. A cada dia, escreva como foi a experiência. Descreva detalhes como o horário de início e fim, as sensações em seu corpo, os sentimentos em seu coração, os pensamentos em sua mente. Registre se você teve algum insight, uma lembrança, um desejo.

Depois, desapegue, não espere nenhum resultado. Apenas torne-se um observador da sua vida e anote sempre que ocorrerem as chamadas coincidências — na realidade, manifestações de sincronismo geradas por sua própria energia harmonizada com a do universo.

Lembre-se: o universo nos estende a mão quando nos conectamos ao campo da pura potencialidade. A partir daí, infinitas possibilidades de felicidade, paz, harmonia, alegria e amor se descortinam diante dos nossos olhos. Se você estiver atento, terá a chance de percebê-las e utilizá-las em seu próprio benefício e também no de toda a humanidade. Esse é o nosso dever na criação colaborativa de um mundo melhor.

OS NÍVEIS DE EXPANSÃO DA CONSCIÊNCIA

Não é preciso seguir religião nenhuma para adotar a meditação em sua rotina. Mas quase todas as tradições religiosas do mundo incorporam essa prática, de uma forma ou de outra, porque ela é considerada um caminho poderoso de iniciação espiritual.

Segundo a filosofia indiana, o ser humano possui sete níveis de consciência. A maioria das pessoas vive suas experiências de forma limitada, dentro apenas dos três primeiros estados de consciência.

Sono profundo: Esse é um estado no qual temos uma ínfima consciência da realidade. Todos passamos por ele diariamente, durante o tempo em que dormimos.

Sonhando: Um pouco mais de consciência se faz presente, já que sonhamos enquanto estamos dormindo e, quando acordamos, muitas vezes nos lembramos dos sonhos.

Acordado: Para a maioria das pessoas esse é o estado normal de consciência da nossa realidade. Mas ele é limitado e ilusório. Essa realidade não deixa de ser uma criação da nossa mente e que depende do estado do nosso sistema nervoso.

Esses três primeiros níveis de consciência são experiências localizadas no tempo e no espaço. Quando começamos a meditar, abrimos caminhos para nossa evolução e temos a partir daí a possibilidade de atingir outros quatro níveis de consciência.

Experiência direta com a alma: Em sânscrito, *atma darshan*. Pelo aquietamento da mente, com a abertura dos espaços entre os pensamentos, temos um vislumbre da nossa alma. Nossa percepção das coisas passa a se expandir e começamos a ter uma percepção mais profunda de tudo o que existe. Começamos a encontrar o nosso verdadeiro eu, nossa essência, o pensador dos nossos pensamentos. Essa experiência não ocupa espaço, pois não conseguimos achar fisicamente o nosso verdadeiro eu.

Com a assiduidade da prática começamos a incorporar a noção de eternidade. E as duas realidades, a física e a atemporal, passam a se misturar no nosso dia a dia.

Consciência cósmica: Ocorre quando criamos intimidade com nossa alma, com a parte não local do nosso ser, e nos tornamos observadores de nosso próprio corpo. O drama da vida criado por nossas inseguranças vai desaparecendo e passamos a entender que estamos vivendo uma peça de teatro. Nessa peça da vida, executamos vários papéis ao longo de nossa evolução.

Consciência divina: Nos leva um passo adiante na evolução em direção ao nosso espírito. Compreendemos que esse campo não local, esse espírito maior, não é apenas nosso, mas pertence a todos e a tudo na criação do universo. Começamos a apreciar a vida em um nível de maior refinamento e sutileza. Percebemos que vivemos não apenas em um mundo físico, mas sim em um mundo divino.

Consciência unificada: Percebemos que somos espíritos de luz e que adquirimos um corpo para realizar nossas experiências e aprender, como parte da evolução da vida neste planeta. Entendemos que nesse nível não há separação: todos somos um, todos somos o universo.

No momento em que uma quantidade significativa de pessoas atingir esse entendimento, sem dúvida alguma a consciência do planeta será mudada. Atingiremos um estado de compreensão, de compaixão, de percepção no qual não haverá espaço para egoísmo e maldade. Deixaremos de agir nos termos do ego individualista para abraçar a ação comunitária, em que o bem do todo é tão importante quanto o bem individual.

Voltando ao ditado indiano sobre a saudade do lar, a prática da meditação é a ferramenta mais eficiente para nos conduzir de volta a esse lar de saúde, paz, amor e felicidade. Somos todos divinos, somos todos poderosos e juntos podemos construir um mundo melhor.

10. Visualização

Toda visualização é um processo criativo que se passa dentro da nossa mente e tem potencial para afetar o mundo externo. Os seres humanos são dotados do poder de imaginar, e o usamos a todo momento, com maior ou menor consciência. Ao planejar o que faremos no dia seguinte, por exemplo, imaginamos: vamos acordar cedo, dedicar certo número de horas para determinada atividade etc. A diferença entre esse uso da imaginação e a visualização é a aplicação consciente desse poder que todos temos para influenciar a realidade exterior.

Essa é uma técnica que pode ser treinada e aperfeiçoada de maneira muito eficaz e ela ajuda a materializar na vida toda a paz, o amor, os bons relacionamentos, a saúde e a abundância que desejamos. Basta nomear o que queremos e ter dedicação na prática da visualização. Como já vimos anteriormente, para dominarmos um novo aprendizado é preciso ter intenção, atenção e dedicação e dar tempo ao tempo.

Na visualização, começamos com a mente como se fosse uma tela em branco. Nessa tela devemos pintar nossos desejos, com a maior riqueza de detalhes possível. Por exemplo, digamos que vamos usar a técnica para ter uma boa reunião profissional com uma pessoa que normalmente é muito difícil. Podemos começar visualizando a sala onde conversaremos, vendo os móveis, sentindo o cheiro do local, percebendo a hora do dia. Depois imaginamos nosso encontro com a pessoa, o cumprimento, onde vamos nos sentar.

E então criamos o diálogo, o que você vai dizer, o que o outro vai responder, como será a sua reação, e por fim nosso prazer porque a reunião terá sido boa.

Qualquer objetivo de vida pode ser potencializado por essa técnica, seja ele pequeno ou grande, no campo físico, mental, emocional, profissional ou social. É importante deixar claro que a visualização não manipula os outros, ela modifica a forma como *nós mesmos* procedemos — e já vimos anteriormente que, ao mudarmos nossa postura, alteramos a maneira como o mundo reage a nós, e assim começamos a criar novas realidades. Em outras palavras, a visualização dissolve barreiras internas que bloqueiam o estado natural de harmonia e autorrealização a que todos temos direito.

É importante não deixar que nossas crenças limitantes impeçam todo o processo. Numa palestra que fez em São Paulo, no Memorial da América Latina, Deepak Chopra resumiu bem qual deve ser nossa atitude para calar o ego quando ele começar a colocar dúvidas sobre o que desejamos em nossa mente. O exemplo que ele deu envolvia dinheiro, e a questão era o ego tentando fazer a pessoa desistir de seu desejo porque, afinal, de onde viria o dinheiro para possibilitar aquele sonho? E Chopra então afirmou: "O dinheiro virá de onde ele estiver". Esta é a lição: o que quer que seja preciso chegar até nós para materializar o desejo chegará. E virá de onde? De onde estiver.

A tela mental preenchida por nossos desejos deve ser repetida muitas vezes, de forma a que nossa mente vá gravando cada detalhe daquilo que imaginamos. Ao retomarmos esse quadro minuciosamente imaginado, conferimos a ele uma energia poderosa que trabalhará para sua manifestação em nossa realidade concreta.

Não é preciso ter nenhuma religião para praticar a visualização. Ela é uma porta de entrada para o campo da pura potencialidade, onde tudo é possível e há infinitas possibilidades para a realização do que desejamos. Ao nos alinharmos com os princípios naturais que governam o universo e aprendermos a usá-los a nosso favor, tudo fica mais fácil, tudo flui com menos esforço.

O PODER DA FÉ

Se a religião não importa para a visualização, a fé pode, sim, acelerar o processo. E a verdade é que acelera muito. Você já parou para pensar no famoso ditado popular que diz que a fé move montanhas? Ter fé é acreditar em algo com certeza inabalável. Essa certeza nos acalenta nos momentos difíceis, torna-os mais fáceis de se atravessarem. E opera milagres — entendidos simplesmente como acontecimentos que julgávamos impossíveis, mas que não o são (é a história do dinheiro que virá de onde estiver!).

Segundo os Vedas, há no universo uma força maior que rege tudo e todos, mantendo a perfeita harmonia. Essas antigas escrituras nos orientam a sempre agir com critério e fazer o nosso melhor, sem pensar nos resultados e confiando na energia superior.

Um exercício para aumentar a nossa fé é repetir, diariamente: "Eu confio, eu entrego, eu aceito, eu agradeço". Ter fé é aceitar o momento presente como ele se apresenta e agradecer por tudo o que ele tem a nos ensinar. Ter fé é meio caminho andado para a concretização dos nossos desejos e para a promoção da saúde e da longevidade.

O cardiologista norte-americano Herbert Benson, fundador e presidente do Instituto Mente e Corpo da Faculdade de Medicina da Universidade de Harvard, relata em seu livro *Medicina espiritual: o poder essencial da cura*[1] que prometeu a si mesmo fazer sempre o seu máximo para ser o melhor médico que pudesse ser. Depois de anos de estudos árduos na faculdade, porém, chegou à conclusão de que não sabia nada, pois durante aquele período a medicina já havia mudado. E ela continuaria a evoluir, cada vez com maior rapidez. O que era bom ontem já não era mais depois de algum tempo, havia constantes controvérsias e revisões de protocolos. Foi quando ele decidiu que queria descobrir uma cura atemporal, que não dependesse de ensinamentos mutáveis. Ou seja, decidiu descartar o efêmero para buscar o permanente.

Nessa busca, começou a fazer experiências com pacientes que tinham o mesmo tipo de câncer. O primeiro grupo recebia apenas o tratamento alopático, com administração de drogas para curar a doença. O segundo grupo recebia exatamente o mesmo tratamento médico, mas também tinha que seguir um estilo de vida equilibrado, com dieta balanceada, exercícios físicos (inclusive ioga) e de respiração e meditação. Constatou-se uma porcentagem muito maior de recuperação entre as pessoas desse segundo grupo.

Mas o que surpreendeu mesmo foi a porcentagem de remissão da doença em um terceiro grupo, que seguiu exatamente a mesma rotina do segundo, mas que era formado por pessoas que tinham uma fé inabalável em sua cura. Elas acreditavam piamente que se curariam, sem qualquer sombra de dúvida. E se curaram. Disse o médico em entrevista, quando esteve no Brasil para o II Congresso Internacional de Stress, em Porto Alegre:

> Defendo uma medicina unificada de corpo, mente e espírito. Se a fé não fosse importante, como você explicaria o efeito placebo? Pesquisas demonstram que uma pílula com açúcar dada em laboratório tem resultados positivos em 90% das pessoas com problemas de depressão e ansiedade. Isso é o que chamo de fator fé.

Quando a fé é ligada a uma religião específica nada muda: ela continua a nos fortalecer. Um pioneiro na investigação dessa área é o americano Jeff Levin, médico epidemiologista, professor de religião ligado à Baylor University e autor de vários livros. Ele deu início à chamada epidemiologia da religião, a investigação científica de como características e expressões da fé e da prática religiosas atuam na prevenção da mortalidade e promovem a saúde e o bem-estar. Seus estudos não deixam dúvida sobre a relação entre espiritualidade e longevidade.

A mesma fé que cura potencializa a visualização. Quem acredita no quadro mental que pinta acelera o processo de materialização dos sonhos.

POR QUE A VISUALIZAÇÃO FUNCIONA

Já vimos, nos primeiros capítulos deste livro, que o universo é um vasto campo de energia e informação. As coisas parecem ser sólidas quando percebidas por nossos sentidos, mas, em um nível mais sutil, a matéria é na realidade formada por pequenas partículas de luz, que são energia pura, flutuando num enorme vazio. Somos parte integrante, portanto, de um imenso campo de energia.

A humanidade está apenas começando a notar o impacto dessa realidade. Em 2001, a revista *Science*,[2] uma das mais respeitadas do mundo na área científica, dedicou um número especial para falar da epigenética, uma disciplina médica emergente definida como "o estudo das mudanças hereditárias na função dos genes, que têm lugar sem uma mudança na sequência de DNA". Em *Medicina da alma*,[3] o neurocirurgião C. Norman Shealy e o pesquisador Dawson Church explicam o que isso significa: basicamente, a ideia de que os genes determinam as características físicas, a propensão à doença e uma série de outros comportamentos já está ultrapassada, apesar de continuar sendo a concepção dominante na mídia e mesmo na ciência. A nova perspectiva é mais facilmente entendida se compararmos o genoma a um código de software, flexível e constantemente reescrito, em vez de um hardware fixo que recebemos ao nascer. E esse é apenas um exemplo entre tantos outros de coisas que damos como certas e na verdade não o são. Muitos fatos relativos a nossa saúde e expectativa de vida estão na verdade abertos para serem revistos e melhor compreendidos.

A energia que vibra constantemente no universo em diferentes ritmos tem sua forma mais leve no pensamento. Como todas as formas energéticas estão interconectadas e afetam-se umas às outras, o que pensamos influencia a nossa realidade. Antes de criarmos qualquer coisa no mundo material, criamos em forma de pensamento: penso que vou preparar um almoço e aí preparo o almoço; penso que vou procurar um emprego e aí procuro o emprego. Porém, a criação em estado de visualização é poderosa porque nos induz ao estado meditativo. Nesse estado — também chamado de coerência cardíaca porque os batimentos cardíacos se tornam excepcionalmente regulares —, o poder da nossa intenção se multiplica.

Em estado meditativo já sabemos que o ser humano consegue, por exemplo, modificar a estrutura da molécula de DNA. Pesquisadores do Instituto Heartmath, em Boulder Creek, na Califórnia, extraíram amostras de DNA do tecido humano placentário e mediram as mudanças na estrutura da proteína quando expostas às intenções das pessoas: em alguns experimentos foi pedido que as pessoas tivessem a intenção de que as hélices de DNA se torcessem mais; em outros, que elas afrouxassem mais. Voluntários sem treinamento não conseguiram causar nenhum efeito no grau de torção das moléculas de DNA. Já as pessoas treinadas pelo instituto e em estado meditativo de fato interferiram na forma do DNA, tornando-a mais ou menos apertada, conforme sua intenção. O efeito foi reproduzido mesmo a uma distância de oitenta quilômetros. Ou seja, como escrevem Shealy e Church:

> Ao mudar a nossa consciência, podemos modificar os projetos ao redor dos quais o nosso corpo físico é construído. Podemos procurar primeiro a cura perto da origem, interferindo na nossa própria maneira de pensar, em vez de tentar lidar — muito mais adiante — com os efeitos nocivos dos pensamentos sobre o nosso corpo.[4]

Outra incrível pesquisa que demonstra como tudo está interligado foi conduzida pelo cientista japonês Masaru Emoto. Em seu livro *As mensagens da água*,[5] ele demonstrou como determinados pensamentos, sentimentos e palavras alteram a estrutura molecular da água, que constitui 70% do nosso mundo e 70% do nosso corpo. Sua técnica foi expor a água a essas forças, congelá-la e depois fotografar os cristais formados. Assim, um monge budista benzeu uma amostra de água, que foi guardada em duas garrafas, uma com uma etiqueta com a palavra "agradecimento" e outra com a palavra "amor". Depois, a água foi exposta à essência de camomila, ao som de música clássica e a uma oração. Em todos esses casos, os cristais (posteriormente fotografados) são bem formados e lindos, ainda que diferentes entre si. Quando se colou numa garrafa a palavra "estúpido", quando se tocou heavy metal, quando se expôs a água ao som da voz de Hitler e a uma ameaça de morte, o resultado foi bem diferente: surgiram cristais totalmente deformados.

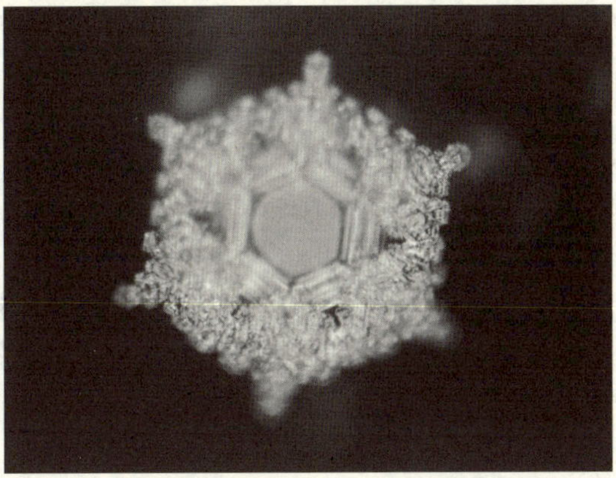

Molécula exposta às palavras "amor" e "gratidão"

Esse é um belíssimo exemplo de como cada um de nós pode participar na construção da própria saúde e da saúde e bem-estar de tudo ao nosso redor. As coisas e eventos afetam a nós e também ao mundo. E pela visualização conseguimos trabalhar de forma mais efetiva nesse campo que abrange todas as coisas.

Ao visualizarmos o que desejamos, esse pensamento guia e magnetiza a energia física para fluir e tomar a forma de nossa visualização e, eventualmente, se manifestar no campo físico. Assim, ter um pensamento e mantê-lo na mente é estimular uma energia que tende a criar a forma no plano material.

E isso vale tanto para o nosso bem como para o mal: se somos negativos, medrosos, inseguros ou ansiosos atraímos experiências, situações e pessoas que queremos evitar. Se somos majoritariamente positivos em nossos pensamentos e esperamos boas coisas da vida, atraímos pessoas, situações e experiências conforme as nossas expectativas. Essa é a famosa lei do dar e do receber, que encontra paralelo na Terceira Lei de Newton, conhecida como lei da ação e reação: a toda ação se opõe sempre uma reação igual, ou seja, se você exerce uma força em algum objeto específico, esse mesmo objeto exerce uma força da mesma magnitude em sentido oposto.

Para mudarmos os hábitos incorporados em nossa vida precisamos desenvolver uma atitude de observação das nossas condutas. Através desse autoestudo podemos descobrir os limites, amarras e traumas que nos impedem de ser felizes e completos. Ao percebermos esses bloqueios, podemos usar a visualização criativa para dissolvê-los.

Lembre-se que o nosso lema é dedicação com pouco esforço e dar tempo ao tempo para colher os resultados, pois nada acontece de um dia para o outro. É importante também saber que o silêncio é o campo fértil para o crescimento de qualquer semente plantada. E quanto mais em silêncio estivermos, quanto mais quieta estiver nossa mente para receber a semente da visualização, mais fortes serão os frutos do exercício.

COMO PRATICAR

Toda visualização deve ser encerrada com a frase: "Que seja isto ou melhor, para o bem de todos". Essa afirmação deixa espaço para que algo ainda mais satisfatório do que aquilo que você imaginou aconteça e para que o resultado seja sempre o mais benéfico para todos os envolvidos, não apenas para você. É importante ter isso claro: na visualização devemos ser específicos sobre o que desejamos para nós, mas genéricos sobre os outros, apenas lhes desejando o melhor.

Se, durante os exercícios, você tiver pensamentos contraditórios ou dúvidas, não tente impedi-los ou evitá-los. Já vimos que tudo a que resistimos acaba persistindo. Quando tentamos evitar determinados pensamentos, na verdade damos poder a eles. Então, se eles ocorrerem, simplesmente desapegue, deixe-os passar.

Aconselhamos que você pratique as visualizações à noite, logo antes de dormir, ou pela manhã ao acordar, na medida em que o seu corpo está relaxado e receptivo. Você pode ficar deitado, desde que não adormeça, ou sentado, com a coluna bem ereta. Na hora do almoço, para cortar o estresse do dia, a visualização também é uma boa pedida.

Muitas pessoas dizem não conseguir visualizar nada nesse exercício. Não importa: se esse for o seu caso, apenas pense, já está de bom tamanho.

E, agora, vamos aprender a visualizar, começando com um exercício bem simples: pensar num cômodo da sua casa. Feche os olhos e relaxe profundamente. Pense em seu quarto, onde você dorme. Ele é familiar a você, certo? Lembre-se de alguns detalhes como a cor das cortinas, a cama, o criado-mudo. Imagine-se andando pelo quarto, sentando em uma poltrona confortável, se houver. Para aprofundar seu treinamento, repita esse exercício de outra forma, como por exemplo almoçando na mesa onde costuma comer (seja na sala ou na cozinha), ou vendo um filme na sala de TV. Escolha sempre ambientes que lhe sejam familiares, que você visite todos os dias.

É muito importante permanecer em silêncio e relaxar ao praticar a técnica da visualização criativa. Quando o corpo e a mente estão totalmente relaxados, o padrão das ondas cerebrais muda, tornando-se mais lento — são as chamadas ondas alpha, um estado de consciência muito benéfico à saúde. A prática regular da ioga, dos exercícios respiratórios e da meditação ajuda imensamente a atingir esse nível de relaxamento tão importante para fazer a visualização de maneira efetiva.

Outros pontos relevantes para a visualização são:

1. Estabeleça seus objetivos. Tenha um caderninho específico para essas visualizações e anote detalhadamente os seus objetivos em todos os aspectos da vida.

2. Crie o quadro mental do que você quer como se já tivesse conquistado o seu desejo, incluindo nele todos os detalhes que puder. E faça suas afirmações sempre no presente.

3. Concentre-se nessa ideia o maior número de vezes possível, em pequenos períodos de meditação ou lembrando-se casualmente dela durante o dia. Quanto mais vezes, melhor. Pela repetição do pensamento, faça com que a ideia se torne parte integrante de sua vida. Mas sem estresse, sem se esforçar demasiadamente: leveza e desapego, por favor!

4. Pense sempre de maneira positiva, que encoraje a caminhada. Esqueça das dúvidas ou medos. O seu desejo é realmente possível, sempre que você assim decidir.

5. Continue nesse processo até alcançar seu objetivo. Mas, se as circunstâncias mudarem no meio do caminho, não resista, deixe que a vida siga seu curso natural. Normalmente, nesse caso você terá uma clareza mental que lhe permitirá ver que o que está acontecendo é na verdade o melhor.

Quando você tiver atingido o primeiro objetivo, lembre-se de reconhecer o seu sucesso e de ter uma atitude de profunda gratidão com o universo, que conspirou a seu favor, e consigo mesmo, pelo seu mérito. Dê um presente a você, reconheça seu trabalho e sobretudo seu poder, que lhe foi dado por uma energia criativa perfeita em sua benevolência. Depois, não se esqueça de fazer isso a cada objetivo alcançado.

OS TIPOS DE VISUALIZAÇÃO

BÁSICA

Este exercício pode ser feito para atrair qualquer desejo: por um objeto, uma casa, um emprego, uma evolução... o processo funciona igualmente para qualquer plano de sua vida:

Pense em algo que você queira muito.

Escolha um lugar tranquilo em sua casa, com pouco barulho e poucas interferências externas.

Aromatize-o com o óleo essencial de sua preferência (o de lavanda é delicioso para acalmar e o de capim-limão é eficaz para deixar a mente alerta).

Sente-se ou deite-se confortavelmente.

Relaxe seu corpo completamente, começando pelos dedos dos pés e subindo até o couro cabeludo (conscientize-se de cada parte do seu corpo para essa finalidade).

Respire profundamente várias vezes, com a intenção de liberar toda a tensão do seu corpo a cada expiração.

Conte de dez a um sentindo-se mais e mais relaxado a cada momento.

Quando perceber que relaxou completamente, comece a visualizar aquilo que você realmente quer, exatamente como você quer. Pense nos detalhes, como cores, cheiros, formas. Sinta a realidade que você deseja criar através dos cinco sentidos.

Imagine-se mostrando para amigos o que você conseguiu.

Leve o tempo que quiser, sem pressa.

Faça com prazer, com a inocência de uma criança brincando com seu brinquedo favorito.

Mantendo a imagem bem nítida em sua mente, comece a repetir frases positivas (mentalmente ou em voz alta, como preferir), afirmações importantes na criação da visualização.

Finalize dizendo: "Que seja isto ou melhor, para o bem de todos".

Esse exercício pode ser repetido todos os dias, pelo tempo que você desejar.

COM AFIRMAÇÕES POSITIVAS

Conforme repetimos uma afirmação, ela fica gravada profundamente em nossas células, e essa memória permeia todo o nosso ser, nos impulsionando na direção daquilo que repetimos com afinco.

Exemplos de afirmações:

- A cada dia me torno um ser humano melhor.
- Tudo chega a mim de uma maneira natural e espontânea, sem esforço excessivo.

- Eu sou um ser radiante de luz, repleto de amor.
- Minha vida se desabrocha em total harmonia e perfeição.
- Tenho absolutamente tudo de que preciso para aproveitar a vida e ser feliz.
- Estou no perfeito comando da minha vida.
- Sabedoria perfeita habita o meu ser.
- Sou íntegro e completo.
- Me amo intensamente como sou.
- Amo e sou amado.
- Quanto mais me amo mais tenho amor para dar.
- Eu dou e recebo livremente.
- Atraio amor, bons relacionamentos e abundância no meu dia a dia.
- Sou vibrantemente saudável e irradio beleza.
- Me abro para receber todas as bênçãos do universo.

Agora, use a sua imaginação para criar suas próprias afirmações. Elas são infinitas e é uma delícia inventá-las! Então, mãos à obra.

PARA FORTALECER A SAÚDE

Comece observando os ensinamentos da prática básica para a escolha e preparação do local.

Você pode ficar deitado (sem dormir) ou sentado com a coluna ereta.

Relaxe todo o seu corpo e comece a respirar profundamente.

Ao inspirar visualize pequenas partículas de luz, como purpurina, entrando pelas suas narinas e por todos os poros de sua pele.

> Visualize com a maior nitidez possível essas partículas de luz penetrando em seu corpo, envolvendo cada órgão, correndo nas veias como sangue luminoso.
>
> Você se torna um firmamento repleto de estrelas de primeira grandeza, e visualiza o seu corpo brilhando intensamente.
>
> Repita mentalmente: "Cada célula do meu corpo está em bem-aventurança e em sintonia perfeita com o universo".
>
> Repita por quanto tempo você quiser ou se sentir confortável.

EM GRUPO PELA PAZ

Neste exercício, o foco é conquistar a paz para o nosso planeta. A visualização criativa feita em grupo é ainda mais poderosa, pois a soma das energias e pensamentos positivos de várias pessoas reunidas com a mesma intenção fortalece o todo.

Junte um grupo de amigos, aromatize o ambiente com óleo essencial de lavanda e coloque uma música suave. Todos devem se sentar confortavelmente, com a coluna ereta, inspirando e expirando profundamente, para relaxar o corpo e a mente e entrar no estado alpha. Alguém deve assumir o papel de líder e conduzir a visualização, seguindo os passos abaixo:

> Conforme seu corpo relaxa e sua mente se aquieta, mergulhe fundo dentro do seu coração, onde existe um campo de pura luz que é o seu coração espiritual.
>
> Visualize aí uma chama que crepita intensamente. Essa chama representa o seu poder pessoal, o sagrado que existe dentro de você.
>
> Visualize agora feixes de luz partindo dessa chama. Eles saem do seu corpo em direção às pessoas que estão à sua volta, envolvendo tudo e todos nesse espaço. A luz é cor-de-rosa, de amor, de compreensão, de compaixão.

Aos poucos, essa luz se alastra e sai desse espaço, envolvendo um campo que se torna maior a cada instante.

Você visualiza a cidade onde mora envolta nessa luz de amor, que é antídoto da violência.

Essa luz vai se expandindo mais e mais, tomando conta de todo o país.

Do Brasil ela passa para a América do Sul, a América Central e a América do Norte.

Visualize essa luz amorosa se expandindo por todos os continentes, envolvendo finalmente o nosso planeta.

Mantenha a intenção de paz para o mundo e para a humanidade.

Visualize agora essa luz se expandindo mais e mais, indo em direção a outras galáxias, preenchendo todo o cosmos.

Retenha essa imagem em sua mente por alguns instantes e mentalmente repita: "Que haja paz entre os homens, que haja harmonia entre os homens, que haja alegria entre os homens, que cada ser humano encontre o amor e o poder dentro do seu coração".

PARA A RESOLUÇÃO DE CONFLITOS

Esta técnica de visualização com afirmações foi desenvolvida no Havaí, a princípio para ser usada em cadeias públicas. Ela se provou poderosa e ficou famosa em todo o mundo com o nome de Hoponopono. Siga os passos:

Visualize a pessoa com quem você tem um conflito.

Identifique o conflito. Por exemplo, um familiar que se intromete em questões que não seriam de sua alçada.

Peça: "Divindade, vá nas minhas memórias e cure em mim a projeção que estou fazendo da pessoa" (diga o nome dela e qual o conflito, por exemplo: a projeção que estou fazendo de João, como alguém sempre intrometido).

Repita mentalmente, segurando a imagem da pessoa em sua tela mental: "Eu te amo, sinto muito, me desculpe, obrigado".

Faça esse exercício com frequência, de preferência várias vezes por dia, até começar a notar que a atitude do outro em relação a você vai mudar. Acredite, pratique e veja os milagres se manifestarem.

PARTE III

PARA A ALMA E O ESPÍRITO

11. A pura potencialidade e as infinitas possibilidades

Saúde e longevidade são parte de um todo maior, de uma filosofia de bem viver. O *Ayurveda* é um dos braços da grande escola de pensamento chamada Sanatana Dharma, que abrange as técnicas desenvolvidas pelos grandes sábios da Índia para vivermos em harmonia com a ordem cósmica, participarmos conscientemente do universo e assim acelerarmos a evolução da nossa alma (ou o nome que se quiser dar àquela parte de nós que é eterna). Em sânscrito, *sanatana* quer dizer "eterno" e *dharma* significa "lei". Essa lei eterna deve nos guiar a cada passo em nosso caminho, nos ensinando a viver corretamente, o que torna toda nossa experiência mais leve.

AS LEIS UNIVERSAIS

A base da Sanatana Dharma está na ética, conceito fundamental e hoje tão desrespeitado. Desde o nascimento, os seres humanos buscam quatro objetivos: segurança (*artha*), prazer (*kama*), ética (*dharma*) e liberação (*moksha*). Os dois primeiros são instintivos, metas que partilhamos com todo o reino animal, variando apenas a forma de expressão desses conceitos.

Os animais procuram territórios seguros para viver: onde estejam livres de predadores, onde tenham acesso a alimento e água.

Nós buscamos criar condições de segurança, em geral traduzidas por certa quantidade de dinheiro, influência, poder, fama. A questão é que não importa quanto acumulemos, nunca será o suficiente. Nossa insegurança é muito mais profunda, pois advém da sensação fundamental de incompletude causada pelo distanciamento de nossa essência.

Procuramos também os prazeres sensuais (*kama*), aqueles que estimulam nossos órgãos sensoriais. Esses prazeres têm começo, meio e fim. São regidos por instinto e também por sistemas de valores predeterminados pela sociedade em que vivemos. E variam de acordo com a pessoa, a época e as circunstâncias.

Se *artha* e *kama* são controlados por instintos, precisamos de algo maior para fundar as bases da vida em sociedade, algo que independa de gostos e valores subjetivos e que sirva ao bem de todos. Aqui começa nossa busca pela ética, por normas segundo as quais os meios tenham que ser tão justificáveis quanto os fins, por regras que controlem nossas ações e nos levem a respeitar o próximo. É a velha história de que a minha liberdade termina onde começa a do outro.

A fonte da ética é sem dúvida o bom senso. Basta observar o que queremos para nós e agir da mesma maneira com relação aos outros: queremos ser bem tratados, então tratamos a todos bem; queremos que respeitem nossas posses, então respeitamos as dos outros. Para isso precisamos estar atentos, ter a mente consciente e alerta para analisar cada situação que se apresenta. Nesse sentido, *dharma* é a categoria principal dos objetivos da humanidade porque norteia nossas escolhas em relação a *artha* e *kama* de uma maneira correta.

Por fim, *moksha*, a liberação, é uma necessidade de poucos e bons. Depois de muito trabalho de autoconhecimento, evoluímos em direção às coisas verdadeiramente importantes da nossa vida. Não necessitamos mais de segurança e nos desapegamos dos desejos. Essa é a trilha de volta ao lar, onde somos todos divinos e nada, absolutamente nada, nos afeta. Estamos livres da necessidade de lutar por alguma mudança, a vida se encaixa perfeitamente.

Isso é bom só para mim ou para todas as pessoas? É bom para o planeta como um todo? Essas são as duas perguntas fundamentais que devemos nos fazer antes de tomar qualquer atitude. E a resposta a ambas precisa ser positiva para quem quer viver de acordo com Sanatana Dharma.

Um bom guia para a forma de nos conduzirmos pode ser encontrado no "Bhagawad Gita", ou "Canção do espírito", uma das escrituras mais amadas da Índia e que se encontra inserida no grandioso épico *Mahabharata*, que conta a história da Grande Índia, da Índia Sagrada. Nesses versos, os sábios indianos transmitem ensinamentos sobre como atingir a comunhão com nossa essência e com a essência divina no universo e, assim, conquistar a verdadeira realização. Seu foco principal são as maneiras de transcender o ego, eliminando então a ignorância que nos faz acreditar que somos indivíduos separados do todo.

As técnicas apresentadas são as que vimos ao longo deste livro, em especial, a ioga e a meditação. Elas são aplicadas para calar os desejos do ego (de poder, controle e aprovação), o que nos permite iniciar uma aproximação com o que é essencial. E então, ao atingir *samadhi*, o mais evoluído estado de consciência, fica claro para o ser humano que a separação é uma grande ilusão, que todos somos um, e que a bem-aventurança está nesse entendimento.

"Bhagawad Gita" conta a história dos descendentes do rei Bharata, os Pandavas e os Kauravas, primos que vão disputar o poder em uma guerra chamada Kurukshetra. Os versos narram o diálogo sagrado entre o deus Krishna e seu discípulo Arjuna (pronuncia-se Árjuna), príncipe dos Pandavas, o lado mais fraco nessa história, empobrecido por doze anos no exílio.

A princípio, os Pandavas não parecem ter chance contra os primos: estavam completamente despreparados para a guerra, enquanto os Kauravas detinham o poder, a riqueza e comandavam um exército forte. Mas, ao ouvir os ensinamentos de Krishna, Arjuna e os Pandavas passam a ser os representantes da inteligência pura e divina, que se sobrepõe à mente cega pela ilusão material representada pelos Kauravas.

Krishna atua nessa história como o grande professor e conselheiro de Arjuna e sua principal mensagem para todos nós é seguir o caminho da retidão, da integridade, da ação sem esperar nada em troca, da observância do que é essencial —ou seja, princípios de Sanathana Dharma, a via para atingirmos a comunhão com o divino.

Essa recomendação não é apenas para quem deseja seguir o caminho espiritual, mas para todos aqueles que querem viver de forma ética. No fim das contas, a "Canção do espírito" trata do eterno conflito entre o bem e o mal, o conhecimento e a ignorância, a verdade e a ilusão, a saúde e a doença, o autocontrole e as tentações.

Como ensina Krishna, as questões éticas não admitem "jeitinho" e exigem que sejamos firmes nas nossas posturas, mesmo quando isso significa ir contra a maioria, contra os mais fortes e contra o senso comum. Devemos agir sempre dentro da integridade, da retidão de pensamentos, atos e palavras. Imagine quantos problemas, quanta violência, quanta corrupção, quantos malfeitos poderiam ser evitados se todas as pessoas agissem com retidão.

Contudo, não pode fazer diferença para nossa determinação o fato de que outros não compartilhem desse valor. Nossa firmeza deve ser acompanhada de aceitação dos limites dos outros e das decisões do universo. Precisamos lembrar que cada pessoa vivencia seu tempo e sua circunstância. Podemos ajudar quem está ao nosso lado, mas, em última análise, não podemos decidir pelo outro. Precisamos também lembrar que cada momento é como deveria ser, tirar dele as nossas lições e seguir em frente renovados em nossa firmeza.

O *DHARMA* INDIVIDUAL

A palavra "dharma" tem mais um sentido: o do nosso propósito de vida, o dom especial que cada pessoa tem e que deve ser colocado a serviço de todos e do planeta. Os Vedas ensinam que o ser humano só pode ser feliz quando descobre o seu *dharma* e faz o melhor uso dele. Sem isso, há apenas frustração e o sentimento de inadequação por não estarmos vivendo de acordo com nosso papel fundamental na Terra.

Mas, quando uma pessoa age de acordo com seu *dharma*, percebe que tudo flui de maneira espontânea, sem esforço exagerado. A vida entra no fluxo natural do universo, se torna verdadeiramente *leela*, a brincadeira cósmica de que falam as antigas escrituras indianas.

Sorte de quem consegue descobrir esse dom ainda na infância. Essa é, aliás, uma das maiores responsabilidades dos pais em relação a seus filhos: auxiliá-los a encontrar aquilo em que são bons, em que fazem a diferença. E isso independentemente da profissão dos pais, da moda, dos desejos de outros para aquela criança. Simplesmente respeitando a individualidade daquele ser e ajudando-o a florescer.

Assim se constrói a felicidade. Não como um objetivo final, mas como o bom uso do nosso dom no dia a dia, que é na verdade tudo o que temos. A partir daí a construção de uma vida íntegra também se torna mais fácil, pois já estamos em contato com nossa essência. Mas o inverso também vale: ao levarmos uma vida íntegra, o contato com nossa essência é aos poucos construído, o que nos levará ao *dharma*.

Os professores de Vedanta aconselham: observe tudo o que você faz com suavidade, facilidade e excelência. O seu caminho é por aí. Tudo o que nos traz paz de espírito é inerente ao nosso ser. Deepak Chopra repete sempre: "Quando a ação não é livre de esforço excessivo, ela não é a ação correta".

Descobrimos nosso dom através do aquietamento, pois o silêncio é a ferramenta mais poderosa para o autoconhecimento e o autodesenvolvimento. O silêncio nos permite ouvir nosso mestre interior — pois ele apenas sussurra.

EXERCÍCIO: DECIFRANDO A ALMA

Para cada uma das questões a seguir, dê três palavras como resposta.

Descreva as emoções que você sentiu em uma situação positiva e marcante de sua vida. (Por exemplo, o nascimento de um filho: amor, alegria e paz.)

Defina seu propósito de vida. (Por exemplo: ensinar, transformar as pessoas, criar uma massa crítica para mudar o mundo.)

Qual sua contribuição para sua família ou sociedade? (Por exemplo: ensinar novos paradigmas, gerar felicidade, criar coerência e paz.)

Identifique pessoas na história da humanidade que você admira. (Por exemplo: Jesus Cristo, Shiva e Mahatma Gandhi.)

Que qualidades você busca em um amigo? (Por exemplo: lealdade, compaixão, divertimento.)

Quais são os seus talentos únicos? (Por exemplo: transmitir conhecimento, orientar, comunicar.)

Que qualidades expressam melhor seus relacionamentos? (Por exemplo: leveza, lealdade, compaixão.)

As palavras que foram usadas para responder a essas perguntas são as características que melhor descrevem quem você é. Esse é o perfil da sua alma e, portanto, a sua chave para o sucesso e a felicidade.

Uma vez que tenhamos decifrado nossa alma, vivenciamos as suas características:

- está dentro do campo das infinitas possibilidades;
- é onisciente: ela sabe a coisa certa no momento certo para nós;
- é capaz de dar saltos de criatividade;
- é capaz de abraçar a sabedoria da incerteza (se fôssemos seguros de tudo, não criaríamos nada; é a incerteza que nos impulsiona para criar novas coisas);
- cria com Deus ou com o universo, como quisermos.

Vamos parar, aqui e agora, e assumir o compromisso individual de melhorar nossa vida e o mundo inteiro. Abaixo, sugerimos uma rotina que inclui as técnicas aprendidas até agora. Adapte-a ao seu dia a dia e mantenha-se firme no propósito de ter mais saúde e felicidade.

ROTINA AYURVÉDICA IDEAL
(adapte-a à sua vida)

Diariamente

Despertar com o nascer do sol (*vata*: 6h ou um pouco mais tarde; *pitta*: 6h; *kapha*: antes das 6h).

Agradecer pelo novo dia.

Levantar.

Evacuar e urinar.

Escovar os dentes e limpar a língua.

Tomar água morna (*vata*: misturar limão e uma pitada de sal grosso na água; *pitta*: pouco limão ou até mesmo água pura; *kapha*: misturar uma colher [de chá] de mel na água com limão).

6h20: fazer o *Surya Namaskar* (*vata*: movimentos lentos, com respirações profundas; *pitta*: movimentos lentos, com respirações profundas e atitude de interiorização; *kapha*: movimentos em ritmo mais acelerado).

6h40: meditar por vinte minutos.

7h: exercitar-se por pelo menos trinta minutos (*vata*: caminhada leve; *pitta*: natação; *kapha*: bicicleta).

7h30: banho com exercícios respiratórios apropriados para energizar o corpo (*vata*: ducha suave com água quente; *pitta*: ducha suave com água mais fresca; *kapha*: ducha forte com água quente).

8h: café da manhã apropriado para seu *dosha* (*kapha*: não precisa comer se não tiver fome).

8h30: dedicar-se ao trabalho.

12h: almoço apropriado para seu *dosha*, lembrando que essa é a principal refeição do dia.

14h: dedicar-se ao trabalho, às atividades intelectuais.

15h: lanche apropriado para seu *dosha* se tiver fome.

18h: *Chandra Namaskar* (*vata*: movimentos lentos com respirações profundas; *pitta*: movimentos lentos com respirações profundas e introspecção; *kapha*: com ritmo ligeiramente mais acelerado).

18h20: meditar.

18h40: jantar leve e apropriado para seu *dosha*.

20h: automassagem completa ou apenas nos pés e na cabeça; *pranayamas* relaxantes; começar a aquietar e se recolher, evitando computadores, jogos eletrônicos, celulares e qualquer tipo de aparelho eletrônico.

22h: deitar-se e anotar em seu caderno da gratidão cinco coisas boas que aconteceram no seu dia ou apenas agradecer mentalmente pelo dia que termina.

Ao longo do dia

- Prestar atenção à sua postura: manter a coluna ereta e o estômago para dentro, ombros posicionados de forma a manter o peito aberto e as escápulas unidas, nas costas, e a cabeça como um prolongamento natural da coluna.
- Prestar atenção à sua respiração: praticar conscientemente a respiração completa. Inspirar pelo nariz, levando o ar até a barriga, depois preenchendo o abdome de baixo para cima; expirar pelo nariz esvaziando o ar dos pulmões primeiro e depois da barriga.
- Cercar-se de imagens que façam você se sentir bem, ter bons pensamentos e nutrir bons sentimentos.
- Eleger um tema para o dia: pode ser o autoestudo, o contentamento, a verdade etc. Escolha o tema entre os *yama* e *niyama*, apresentados no capítulo 4.
- Sempre comer de forma consciente, alimentando todos os sentidos.

- Tomar chás bons para o seu *dosha* e tomar pequenos goles de água morna.
- Cultivar pensamentos e sentimentos de amor e paz.
- Exercitar a compaixão por tudo e todos.
- Utilizar o poder dos óleos essenciais para estimular criatividade, energia, relaxamento, conforme a sua intenção.
- Agir com calma e integridade, colocando sua intenção e atenção em tudo o que fizer.
- Repetir frases de poder.

Uma vez por semana

- Realizar massagem com um profissional ayurvédico.
- Fazer uma refeição em silêncio total, prestando atenção no que come e nas sensações geradas em seu corpo e agradecendo pelo alimento.
- Fazer no mínimo uma refeição só, à base de líquidos nutritivos, como sucos, chás e sopas. Para quem já é mais avançado na prática do *Ayurveda*, fazer um dia inteiro à base de líquidos (importante lembrar que a ideia aqui não é emagrecer, e sim purificar o organismo).
- Fazer no mínimo uma visualização criativa.

DICAS PARA UMA BOA VIDA PARA CADA *DOSHA*

VATA

- Evite viagens em excesso: como *vata* é o *dosha* que rege o movimento, devemos minimizar os deslocamentos e o excesso de ar e espaço inerentes às viagens em geral.

- Aplicar princípios da musicoterapia e da aromaterapia na vida.
- Comer regularmente: estômago vazio agrava *vata*. A comida traz estabilidade e liga à terra, então é bom fazer pequenos lanches ao longo do dia.
- Umectar sempre o corpo com óleos, sobretudo as mãos, para deixá-las quentes.
- Prevenir a ansiedade com exercícios respiratórios e chá de camomila.
- Antes de dormir, bater no liquidificador um punhado de amêndoas descascadas (deixar de molho na noite anterior) com uma pitada de açafrão e uma colher de mel orgânico. Tomar antes de ir para a cama para ter uma boa noite de sono.

PITTA

- Evitar excesso de estresse e aprender a respirar antes de responder ou perder a calma. Isso permite eliminar o excesso do fogo do momento.
- Comer nas horas certas porque o metabolismo de *pitta* é acelerado e ele tem fome; é preciso abastecê-lo para não causar irritação.
- Tomar muita água para eliminar o calor do corpo e do caráter.
- Eliminar os condimentos fortes e abusar da água de coco, que é refrescante.

KAPHA

- Permanecer sempre ativo para manter o metabolismo acelerado.
- Comer pouco, mas regularmente.

- Tomar água quente a cada hora, o que o fará sentir-se leve e reduzirá a gordura do corpo, além de manter o metabolismo acelerado, eliminando toxinas.
- Pensar e agir com leveza.

O LIVRE-ARBÍTRIO

Temos o poder de escolher, e esse é um verdadeiro presente dos deuses! Por meio de nossas escolhas podemos modificar absolutamente tudo em nossa vida. Podemos decidir neste exato momento que cuidaremos a cada dia com mais carinho de nós mesmos, investindo em nossa saúde e qualidade de vida hoje e no futuro.

Mas como tomar sempre as melhores decisões? Como fazer as escolhas mais acertadas para nós? Nossa dica: acessando o campo da pura potencialidade. Existe dentro de cada um de nós, bem atrás de nossos pensamentos, um imenso campo de energia e informação. Ele não ocupa tempo nem espaço. Ele vai além do mundo de formas e cores. Ele está dentro do nosso coração espiritual e nesse espaço todos somos um, sem separação. Nesse espaço não há angústia, medo, insegurança, tristeza, doença... Nele somos pura luz, puro potencial. É como se tivéssemos dois quartos numa mesma casa: um permanentemente iluminado por uma janela; outro escuro, sem janela, mas com feixes de luz que passam por debaixo da porta. Relembrando o famoso ditado indiano segundo o qual toda doença é saudade do lar, seremos saudáveis e felizes ao abrirmos a porta do quarto escuro, acessando toda a luz que está ali ao lado, ao alcance de nossa mente e de nosso coração.

Esta é a nossa verdadeira essência: luz e potencial absolutos. A ela temos que retornar para resgatarmos nosso verdadeiro poder, aquele que independe do mundo exterior e ilusório. Podemos contar com ele sempre — sem dúvida, sem impermanência, sem angústia nem medo. A partir dele trabalharemos menos e produziremos mais, a partir dele teremos ideias criativas para fazer a diferença, nossa inteligência se expandirá, aprofundaremos nosso poder de concentração, aquietando nossa mente ainda mais, não adoeceremos tão facilmente, nossos relacionamentos serão mais equilibrados, teremos maior compaixão e compreensão por tudo e por todos ao nosso redor. Seremos, a cada dia, seres humanos melhores.

Há uma anedota que conta que um homem morreu e, para entrar no reino dos céus, teve que passar por uma entrevista. Perguntam o que ele havia feito com o dom precioso que recebera ao nascer. O homem fica confuso: "Que dom é esse?". Pois é, muitas vezes passamos pela vida sem nos darmos conta de que somos dotados de infinitos poderes para construir a nossa realidade e influenciar tudo à nossa volta. O livre-arbítrio nos permite escolher o que fará parte da nossa vida e o que não fará parte dela. Queremos doença ou saúde? Tristeza ou alegria? Ser vítimas ou criadores? Basta escolher e, depois, ter a intenção de trazer tudo de bom para nossas vidas.

É preciso ter um corpo limpo e saudável, uma mente quieta e tranquila para atingir esse objetivo final. Ao escolhermos o fortalecimento e a purificação do corpo, o equilíbrio e o aquietamento da mente, ao vivermos apenas o momento presente, o aqui e o agora, começamos a abrir espaços entre os pensamentos, seduzir o nosso espírito e nos preparamos para ouvir as mensagens inspiradoras da nossa alma.

Já imaginou que bom seria vivermos todos de acordo com essas premissas? Individualmente nossa força é restrita, mas quando houver um grande número de pessoas praticando a filosofia de bem viver, poderemos mudar o planeta, viver em paz, alegria, harmonia e amor. Isso significa que somos todos agentes dessa transformação. Feita a escolha consciente, podemos voar longe e com toda a leveza, porque juntos fazemos a diferença para um mundo melhor.

Agradecimentos

Gratidão faz bem à saúde e acrescenta anos e alegria à nossa vida.

Agradecemos profundamente a Deepak Chopra, que nos deu a primeira inspiração no caminho do sistema de cura tradicional indiano, *Ayurveda*, base deste livro, e ao professor David Frawley, Vamadeva Shastri, fonte inesgotável de sabedoria. Reverência especial fazemos para Shankaracharya Swami Swaroopanand Swaraswati Maharaj, que iniciou a Márcia em sua tradição.

Também agradecemos às nossas famílias, que nos apoiam em cada projeto novo que inventamos. E somos gratas a você, que compartilha conosco da busca por melhorar a si próprio e ao mundo.

Márcia De Luca e Lúcia Barros

Agradecimentos

Notas

1. OS FUNDAMENTOS DA SAÚDE [pp. 17-31]

1. Cecília Meireles, "Desenho". In: *Antologia poética*. 3. ed. Rio de Janeiro: Nova Fronteira, 2001.

2. Id., "Primavera". In: *Obra em prosa*. Rio de Janeiro: Nova Fronteira, 1998, v. 1.

3. Jane Fonda, *O melhor momento: Aproveitando ao máximo toda a sua vida*. São Paulo: Paralela, 2012.

4. Candace B. Pert, ph.D., *Molecules of Emotion: The Science Behind Mind-Body Medicine*. Nova York: Simon & Schuster, 1999.

2. OS TIPOS FÍSICOS [pp. 32-50]

1. Todas as tabelas do livro foram retiradas da obra: *Ayurveda: Cultura de bem-viver* (São Paulo: Editora de Cultura, 2007), de Márcia De Luca e Lúcia Barros.

3. ALIMENTAÇÃO [pp. 51-73]

1. Marianne Jennings, "The Gift of the Kitchen Table", *Meridian Magazine*, 15 dez. 2004. Disponível em: <http://ldsmag.com/article-1-349/>. Acesso em: 27 fev. 2015.

4. EXERCÍCIOS FÍSICOS [pp. 74-94]

1. Márcia De Luca e Lúcia Barros, op. cit.

2. As ilustrações a seguir, das sequências *Surya Namaskar* e *Chandra Namaskar*, foram baseadas nas fotografias da obra de Márcia De Luca e Lúcia Barros, op. cit.

6. MASSAGENS [pp. 108-28]

1. As ilustrações a seguir foram retiradas da obra *Ayurveda and Marma Therapy: Energy Points in Yogic Healing* (Twin Lakes: Lotus Press 2003), de dr. David Frawley, dr. Subbash Ranade e dr. Avinash Lele.

7. EQUILÍBRIO EMOCIONAL [pp. 131-46]

1. Melinda Wenner, "Smile! It Could Make You Happier", *Scientific American*, 1 ago. 2009. Disponível em: <http://www.scientificamerican.com/article/smile-it-could-make-you-happier/>. Acesso em: 27 fev. 2015.

2. Amy J. C. Cuddy, "Power Posing: Brief Nonverbal Displays Affect Neuroendocrine Levels and Risk Tolerance". Disponível em: <http://hbswk.hbs.edu/item/6461.html>. Acesso em: 27 fev. 2015.

3. Don Miguel Ruiz, *Os quatro compromissos*. Rio de Janeiro: Bestseller, 2010.

4. Don José Ruiz e Don Miguel Ruiz, *O quinto compromisso*. Rio de Janeiro: Bestseller, 2010.

5. Antoine de Saint-Exupéry, *O pequeno príncipe*. Rio de Janeiro: Agir, 2006.

8. VOCÊ E OS OUTROS [pp. 147-57]

1. Dados da Global Footprint Network. Disponível em: <http://www.footprintnetwork.org/en/index.php/GFN/>. Acesso em: 10 mar. 2015.

9. MEDITAÇÃO [pp. 158-72]

1. John H. Clark, *A Map of Mental States*. Londres: Routledge, 1983.
2. Estudo do dr. James Blumenthal, Duke University.
3. Dados do Hypertension, *AMA Medical Journal*.
4. Estudo do dr. Jon Kabat-Zinn, da Stress Reduction Clinic, University of Massachusetts.
5. Dados do National Institute of Health, 1996.
6. Estudo do dr. Gregg Jacobs, Harvard University.
7. Dados disponíveis na revista *Health*, set. 1995.
8. Dean Ornish, *Amor & sobrevivência: A base científica para o poder criativo da intimidade*. Rio de Janeiro: Rocco, 1999.
9. Deepak Chopra, *A cura quântica*. São Paulo: Bestseller, 2006.
10. Id., *Corpo sem idade, mente sem fronteiras*. Rio de Janeiro: Rocco, 1996.

10. VISUALIZAÇÃO [pp. 173-87]

1. Herbert Benson e Marg Starck, *Medicina espiritual: o poder essencial da cura*. São Paulo: Campus, 1998.
2. Revista *Science*, edição especial sobre epigenética, 10 ago. 2001.
3. Dawson Church e Norman Shealy, *Medicina da alma*. São Paulo: Cultrix, 2011.
4. Ibid.
5. Masaru Emoto, *As mensagens da água*. São Paulo: Isis, 2004.

Apêndice

Alimentos e *doshas*

SEMENTES

ABÓBORA

Sabor: doce, quente e com efeito pós-digestivo doce.

Efeito sobre os *doshas*: são relativamente leves e, desse modo, não são más para *kapha* e *pitta*, mas em excesso podem agravar *vata*.

Propriedades: têm propriedade antiparasitária e podem até tratar as tênias, se jejuarmos e ingerirmos de 30 g a 60 g de sementes diariamente, durante três a cinco dias. No entanto, elas tendem a diminuir *shukra*.

AMÊNDOA

Sabor: doce, levemente amargo, quente e com um efeito pós-digestivo doce.

Efeito sobre os *doshas*: são ótimas para baixar *vata* elevado, mas aumentam *pitta* e *kapha*.

Propriedades: são nutritivas, afrodisíacas, emolientes, laxativas e boas para a tosse, sobretudo a tosse seca. Ajudam a aumentar a produção de sangue e de sêmen (*majja* e *sukra dhatus*), a fortificar os rins, os órgãos reprodutores e o cérebro, e são um dos melhores alimentos tônicos para a convalescência e o rejuvenescimento.

AMENDOIM

Sabor: doce e adstringente, quente e com efeito pós-digestivo doce.

Efeito sobre os *doshas*: diminuem *vata* e aumentam *pitta* e *kapha*. Tostados a seco aumentam *vata*.

Propriedades: são fortificantes e uma boa fonte de proteínas.

AVELÃ

Sabor: doce, levemente amargo, quente e com um efeito pós-digestivo doce.

Efeito sobre os *doshas*: Não é tão agravante para *kapha* (embora ainda o aumente).

Propriedades: são fortificantes e uma boa fonte de proteínas.

CASTANHA DE CAJU

Sabor: doce, levemente amargo, quente e com efeito pós-digestivo doce.

Efeito sobre os *doshas*: algumas pessoas *pitta* podem ter reações alérgicas ao caju.

Propriedades: são emolientes, analgésicas e boas para doenças crônicas da pele. Muito nutritivas, são boas para anemia, emagrecimento e debilidade sexual. Tal como as amêndoas, são também boas para os tecidos profundos e têm propriedades expectorantes.

GERGELIM

Sabor: doce, levemente quente e com efeito pós-digestivo doce.

Efeito sobre os *doshas*: diminuem *vata*, mas em excesso aumentam *pitta* e *kapha*.

Propriedades: são nutritivas, tônicas e rejuvenescedoras. Nutrem todos os tecidos e órgãos internos, assim como a pele, e ajudam no crescimento dos dentes, ossos e cabelos. São boas para todos os tipos de debilidade ou convalescência. As sementes de gergelim pretas têm melhores propriedades tônicas. As sementes de gergelim claras têm ação leve e, normalmente, não consumimos quantidade suficiente para observar seus efeitos.

GIRASSOL

Sabor: doce, um pouco amargo, frio e com efeito pós-digestivo doce.

Efeito sobre os *doshas*: são geralmente equilibrantes para os três *doshas*.

Propriedades: são boas para doenças febris e infecciosas e ajudam a limpar os pulmões e a linfa. Particularmente boas para *pitta* e para condições inflamatórias.

MACADÂMIA

Sabor: doce, quente e com efeito pós-digestivo doce.

Efeito sobre os *doshas*: diminuem *vata* e aumentam *pitta* e *kapha*.

Propriedades: são altamente nutritivas e oleosas, mas muito caras em comparação às outras nozes.

NOZ

Sabor: doce, quente e com efeito pós-digestivo doce.

Efeito sobre os *doshas*: diminuem *vata*, mas aumentam *pitta* e *kapha*.

Propriedades: são nutritivas, afrodisíacas, laxativas. Ajudam a nutrir a medula e o tecido nervoso (*majja dhatu*), e são também moderadamente fortificantes para o sistema reprodutor. A casca e o fruto verde têm propriedades antiparasíticas. As folhas são boas para feridas graves e leucorreia. São tônicas, nutritivas, calmantes, afrodisíacas e rejuvenescedoras. Nutrem os tecidos mais profundos, incluindo *shukra* e *ojas*, são boas para leucorreia, infertilidade e neurastenia. Elas se associam bem com tônicos ayurvédicos como o *ashwagandha* e *shatavari*.

PISTACHE

Sabor: doce, quente e com efeito pós-digestivo doce.

Efeito sobre os *doshas*: diminuem *vata* e *pitta* e em excesso aumentam *kapha*.

Propriedades: têm propriedades tônicas e sedativas, são boas para anemia, neurastenia e ajudam a formar os músculos. Na Índia e no Oriente Médio, são frequentemente usadas em várias preparações fortificantes.

CEREAIS

ARROZ

Sabor: doce, geralmente neutro e com um efeito pós-digestivo doce.

Efeito sobre os *doshas*: é relativamente equilibrado para os três *doshas*, sobretudo o arroz basmati.

Propriedades: é composto principalmente de amido e, por isso, suave e fácil de digerir. Assim, com frequência, é bem aceito quando há vômitos, anorexia ou incapacidade de digerir a comida em geral. O arroz é tônico, nutritivo, emoliente, laxativo e harmonizador para o estômago e os pulmões. Ele forma todos os tecidos, geralmente através do plasma. É bom para convalescência, fraqueza, para interromper o jejum, e é também um bom alimento para a ioga e a meditação, particularmente se associado a uma dieta à base de frutas, laticínios e especiarias sáttvicas. É altamente sáttvico, ou seja, ajuda a equilibrar o organismo.

AVEIA

Sabor: doce, levemente frio e com um efeito pós-digestivo doce.

Efeito sobre os *doshas*: diminui *vata* e *pitta* e aumenta *kapha*. A aveia pode provocar erupções cutâneas ou agravar condições de sangue tóxico por causa de uma substância irritante que contém; por isso, em excesso, pode agravar *pitta*.

Propriedades: ajuda a formar todos os tecidos, incluindo o tecido reprodutor. É emoliente e laxativa, sendo também boa para a obstipação crônica.

CEVADA

Sabor: doce e suave, levemente frio e com um efeito pós-digestivo doce.

Efeito sobre os *doshas*: diminui *kapha* e *pitta*, mas aumenta *vata*. É um dos melhores cereais para *pitta*.

Propriedades: é diurética, emoliente e antirreumática, boa para a convalescência de doenças pulmonares, tosse e artrite. Nutre a pele, limpa edemas e fortifica os rins; ajuda a melhorar a absorção de nutrientes, neutraliza a diarreia e torna as fezes mais consistentes.

MILHO

Sabor: doce, basicamente neutro e com um efeito pós-digestivo doce.

Efeito sobre os *doshas*: diminui *kapha* e *pitta*, mas, em excesso, pode agravar *vata*. Os *nachos* ou *flakes* podem agravar bastante *vata* e *pitta*. As tortilhas mexicanas podem também agravar *vata*. Considera-se que o milho-azul tem uma natureza mais fria e melhor para *pitta*. O pão de milho é particularmente secante e costuma agravar *vata* mais do que as papas de milho.

Propriedades: o milho é diurético e bom para edemas, cálculos renais, cálculos biliares e icterícia. É muito nutritivo, fortifica fígado, rins e baço e ajuda na absorção de nutrientes. Tem uma energia solar e ajuda a aumentar o poder de percepção, sobretudo se for consumido com *ghee*.

TRIGO

Sabor: doce, levemente adstringente, frio e com um efeito pós-digestivo doce.

Efeito sobre os *doshas*: diminui *pitta* e *vata* e aumenta *kapha*. As pessoas de *kapha* são frequentemente alérgicas ao trigo, visto que ele aumenta o muco e a congestão.

Propriedades: é muito nutritivo, talvez o mais fortificante de todos os cereais, promove o crescimento nas crianças, ajuda a formar o tecido muscular e fornece energia para o trabalho físico. Contém muita terra. O trigo fortalece o coração, alivia as palpitações, ajuda a acalmar a mente e neutraliza a insônia. É bom para úlceras, colite e hemorroidas. Com leite e açúcar, é bom para problemas de hemorragia (*rakta pitta*). O trigo é muito usado em chapátis; as massas de trigo são também boas, mas podem ser muito kaphogênicas. O farelo de trigo é um laxativo particularmente eficaz para as pessoas de *vata*. A farinha de trigo é um excelente adstringente para queimaduras, feridas e erupções cutâneas. Algumas pessoas, no entanto, são alérgicas ao glúten do trigo. Ele pode agravar artrite, gota e outras condições de *ama*. A farinha branca é um alimento demasiado refinado e artificial, com propriedades tamásicas. Ela provoca muitas doenças em *kapha* e *ama*, e seu consumo deve ser restrito. Ela bloqueia os canais e embrutece a mente.

LEGUMINOSAS

ERVILHA

Sabor: doce e adstringente, tem uma energia fria e um efeito pós-digestivo doce.

Efeito sobre os *doshas*: diminuem *pitta* e *kapha* e aumentam *vata*.

Propriedades: as ervilhas brancas são mais vatogênicas que as de cheiro. São purificadoras, adstringentes e boas para limpar o sangue.

FEIJÃO-AZUQUI

Sabor: doce e adstringente, ligeiramente frio e com efeito pós-digestivo doce.

Efeito sobre os *doshas*: diminuem *pitta* e *kapha* e aumentam *vata*.

Propriedades: sua natureza é apenas levemente rajásica. São purificadores, diuréticos e tônicos para o coração, ajudam na produção do sangue e promovem a circulação. São bons para as crianças, na convalescência e para edemas causados por má nutrição. Tratam de dor ou ardor ao urinar e auxiliam em casos de menstruação atrasada ou difícil.

FEIJÃO MUNGO

Sabor: doce e adstringente, frio e com efeito pós-digestivo doce.

Efeito sobre os *doshas*: é geralmente equilibrante para os três *doshas*, mas particularmente bom para *pitta*, e é altamente sáttvico. É o melhor alimento de base para problemas de *pitta* e um excelente alimento para o verão e o calor.

Propriedades: É refrescante, antipirético, purificador e hemostático. É bom para convalescência, especialmente quando se trata de doenças febris ou infecciosas. Para esse efeito, ele deve ser combinado com arroz basmati ou de grão longo em partes iguais, prato conhecido como *ki-*

charee. Este feijão também auxilia no tratamento de problemas de fígado e de câncer (especialmente o de mama), e na dependência de drogas, tabaco e álcool, por ser desintoxicante. O chá de feijão mungo é uma ótima bebida para febre alta ou ataques cardíacos. Ele também é bom para a dilatação do fígado e do baço e mastite. Sua farinha é boa para fazer emplastros para queimaduras, feridas, articulações inchadas ou inflamadas e ajuda a eliminar toxinas.

GRÃO-DE-BICO

Sabor: doce e adstringente, frio com um efeito pós-digestivo doce.

Efeito sobre os *doshas*: diminui *pitta*, mas aumenta *vata* e *kapha*.

Propriedades: é muito nutritivo, afrodisíaco, diurético e adstringente. É uma das leguminosas mais nutritivas, ajuda a aumentar o tecido reprodutor (*shukra*) e é bom para as condições debilitantes.

LENTILHA

Sabor: doce e adstringente, levemente quente e com um efeito pós-digestivo doce.

Efeito sobre os *doshas*: diminui *kapha*, mas aumenta *pitta* e *vata*.

Propriedades: muito nutritiva e fortificante, embora de difícil digestão.

SOJA

Sabor: doce e adstringente, frio e com um efeito pós-digestivo doce.

Efeito sobre os *doshas*: diminui *pitta* e *kapha*, mas aumenta *vata* e tem natureza rajástica.

Propriedades: é diurética, sudorífera e adstringente.

TOFU

Sabor: doce e adstringente, frio e com um efeito pós-digestivo doce.

Efeito sobre os *doshas*: ele é geralmente equilibrante para os três *doshas*, mas particularmente bom para *pitta*. As pessoas *vata* podem por vezes ter alguma dificuldade de digeri-lo.

Propriedades: tem natureza sáttvica e é geralmente um bom alimento para os vegetarianos. É equilibrado para a maioria das pessoas e para a maioria das doenças, particularmente bom para as febris. No entanto, o *kicharee* é mais fácil de digerir.

LEGUMES E VERDURAS

Os crus são melhores para *pitta*. Já *vata* e *kapha* devem preferir os cozidos. Os sucos de legumes tendem a agravar *vata*.

ABÓBORA

Sabor: algumas espécies mais pesadas de abóboras de verão são doces, têm uma energia fria e um efeito pós-digestivo doce.

Efeito sobre os *doshas*: diminui *vata* e *pitta* e aumenta *kapha*.

Propriedades: é emolientes expectorante e nutritiva.

AIPO

Sabor: adstringente, doce e salgado, tem energia fria e efeito pós-digestivo picante.

Efeito sobre os *doshas*: diminui *pitta* e *kapha*, mas aumenta *vata*. Fornece um bom suplemento mineral para os três *doshas*.

Propriedades: em termos fitoterapêuticos, é adstringente e diurético.

Limpa a mente e as emoções e melhora a percepção. Aumenta o elemento éter, dando mais espaço à meditação. Por isso, é o legume mais próximo da Bacopa Monieri (Brahmi), que, segundo o *Ayurveda*, é a principal planta para o cérebro. Ele também limpa o sangue e é bom para infecções do trato urinário. Suas sementes e raízes são também diuréticas, ajudam a dissolver os cálculos renais e são boas para artrite e gota. As sementes são quentes, estimulantes, antiespasmódicas, antiflatulentas, e facilitam a menstruação. A especiaria indiana *ajwan* é a semente de um tipo de aipo selvagem.

ALCACHOFRA

Sabor: doce e adstringente, com energia fria e efeito pós-digestivo doce.

Efeito sobre os *doshas*: diminui *pitta* e *kapha*, mas aumenta *vata*. Para *vata* é preferível consumi-la com manteiga ou limão.

Propriedades: é purificadora, hemostática e diurética. Limpa o fígado e regula o fluxo menstrual intenso.

ALGAS

Sabor: salgado e adstringente, tem energia fria e efeito pós-digestivo doce.

Efeito sobre os *doshas*: diminuem *pitta* e *kapha*, mas aumentam *vata*. Geralmente, são bastante equilibradas.

Propriedades: são um boa fonte de minerais. As algas fortalecem o plasma (*rasa*), ajudam a aliviar edemas e congestões e são boas para a tireoide. Também ajudam a dissolver cistos e tumores benignos. O *Ayurveda* não costuma indicar seu consumo porque as algas não são consideradas um alimento sáttvico.

ASPARGO

Sabor: doce, amargo e adstringente, tem energia fria e efeito pós-digestivo doce.

Efeito sobre os *doshas*: diminui *pitta* e *kapha*, mas aumenta *vata*. É ótimo para *pitta* elevado e é um bom purificador do sangue para se consumir na primavera.

Propriedades: é diurético, purificador e bom para infecções e problemas hemorrágicos dos sistemas urinário e reprodutor, incluindo doenças venéreas, como o herpes. É bom para a febre, edema (incluindo os cardíacos), gota e artrite.

BATATA-DOCE

Sabor: doce, tem energia fria e efeito pós-digestivo doce.

Efeito sobre os *doshas*: diminui *vata*, aumenta *kapha* e em excesso pode aumentar *pitta*.

Propriedades: além de ser muito nutritiva, é pesada, difícil de digerir e não combina bem com outros legumes. É nutritiva e particularmente boa para convalescência e debilidade.

BERINJELA

Sabor: doce e adstringente, tem energia fria e efeito pós-digestivo doce.

Efeito sobre os *doshas*: diminui geralmente *pitta* e aumenta *kapha* e *vata*. No entanto, por ser uma solanácea, pode agravar alguns tipos *pitta*. Suas propriedades que aumentam *vata* podem ser neutralizadas com especiarias como alho ou se for cozida a vapor ou frita em óleo.

Propriedades: é nutritiva, emoliente e um dos legumes mais substanciais em termos de valores nutritivos. Pode ser boa para convalescência de doenças febris.

BETERRABA

Sabor: doce, com energia levemente quente e efeito pós-digestivo doce.

Efeito sobre os *doshas*: diminui *vata*, mas pode aumentar *kapha* e *pitta*.

Propriedades: é purificadora, emoliente, laxativa e tônica. Ajuda a formar o sangue e promove a menstruação. O suco de beterraba tem fortes propriedades medicinais, mas é também propenso a agravar os *doshas*. As folhas da beterraba são semelhantes ao espinafre.

BROTO DE FEIJÃO

Sabor: adstringente e doce, tem energia fria e efeito pós-digestivo doce.

Efeito sobre os *doshas*: diminui *pitta* e *kapha*, mas em excesso aumenta *vata*.

Propriedades: os feijões são purificadores, antiácidos e antipiréticos. Neutralizam as toxinas, limpam o fígado e a bílis, são bons para o tratamento de alcoolismo e hiperacidez no estômago.

CENOURA

Sabor: doce e picante, tem energia levemente quente e efeito pós-digestivo doce.

Efeito sobre os *doshas*: diminui *vata* e *kapha*, mas em excesso pode aumentar *pitta*. O suco de cenoura pode agravar *vata*, por sua natureza mais fria, e pode ser mais difícil de digerir por sua natureza bastante doce.

Propriedades: é diurética e estimulante, promove a circulação do sangue, ajuda na produção de sangue e aumenta o brilho dos olhos. É purificadora e antisséptica, boa para edemas e hepatite crônica. As cenouras podem ser preparadas em cataplasmas para tratar feridas ulcerosas. As sementes de cenoura são quentes, estimulantes, antiespasmódicas e estimulam a menstruação, mas têm propriedades abortivas.

COGUMELOS

Sabor: geralmente doce e adstringente, tem energia fria e efeito pós-digestivo picante.

Efeito sobre os *doshas*: diminuem *pitta* e *kapha*, mas aumentam *vata*.

Propriedades: podem também aumentar *ama* e têm uma natureza tamástica. Devem ser evitados em caso de furúnculos, carbúnculos e infecções com pus, pois tendem a provocar o apodrecimento. Os cogumelos são diuréticos, adstringentes e hemostáticos. Também são bons para edemas e excesso de peso. Os cogumelos selvagens, como os cantarelos e outras variedades chinesas e japonesas, têm melhores propriedades tônicas e são menos tamásicos. Eles têm propriedades anticancerígenas e antitumorais, reduzem o colesterol e promovem a longevidade.

ESPINAFRE

Sabor: é agradável e adstringente, tem energia fria e efeito pós-digestivo picante.

Efeito sobre os *doshas*: geralmente diminui *kapha* e aumenta *vata*. Embora sua ação normal seja diminuir *pitta*, em excesso ou não totalmente maduro pode agravar *pitta*, por causa dos ácidos oxálicos.

Propriedades: é purificador, refrescante, emoliente e suaviza as membranas mucosas. É bom para febre e tosse, sobretudo seca com sensação de ardor nos pulmões. Ele também limpa o sangue.

NABO

Sabor: adstringente, frio e com efeito pós-digestivo picante, pois é da família das rutabagas.

Efeito sobre os *doshas*: diminui *vata* e *pitta* e aumenta *kapha*.

Propriedades: tem uma qualidade levemente rajástica; ajuda a limpar o sangue e a linfa e a estancar hemorragias.

PEPINO

Sabor: doce e adstringente, tem energia fria e efeito pós-digestivo doce.

Efeito sobre os *doshas*: diminui *pitta*, mas aumenta *vata* e *kapha*.

Propriedades: é um bom alimento para o verão, alivia a sede, é refrescante, diurético e é bom para infecções urinárias com micção difícil ou escassa. As sementes são ainda mais diuréticas e febrífugas, e ajudam também a dispersar o muco e o calor dos pulmões. O pepino é um bom antídoto das propriedades pesadas e colantes do iogurte e de outras comidas pesadas, como macarrão ou pão de trigo.

PIMENTÃO

Sabor: doce e adstringente, com energia fria e efeito pós-digestivo doce.

Efeito sobre os *doshas*: diminui *pitta* e *kapha*, mas pode aumentar *vata*.

Propriedades: purificador e refrescante.

FRUTAS

Sabor: em geral, as frutas são doces, ácidas e às vezes com sabor adstringente. Em excesso, tende a aumentar as toxinas no organismo.

Efeito sobre os *doshas*: os frutos secos são melhores para *kapha*, mas agravam *vata*. A fruta cozida é melhor para *vata* (e cai bem para *kapha* também); consumida com especiarias doces como canela, gengibre, cardamomo e cravo ela é ainda melhor digerida por esse *dosha*. *Pitta* deve preferir frutas ácidas com açúcar.

Combinações: em geral não combinam com outros alimentos, devem ser ingeridas sozinhas. As frutas ácidas (como limão, abacaxi, mamão e amora) são as únicas que podem ser combinadas com as refeições. As frutas doces vão bem com leite e iogurte.

Antídotos: a maioria das frutas e dos sucos de frutas pode ser equilibrada com especiarias aquecedoras, como cravo, canela, gengibre, cardamomo e noz-moscada. Cozinhar a fruta também é bom para equilibrá-la.

AMEIXA

Sabor: as europeias são doces; as chinesas combinam os sabores doce e ácido.

Efeito sobre os *doshas*: ameixas ácidas em excesso agravam *pitta*.

Propriedades: refrescante, laxativa e alivia a sede.

CAQUI

Sabor: doce e adstringente.

Efeito sobre os *doshas*: diminui *vata* e *pitta*; aumenta *kapha*.

Propriedades: é emoliente, nutritivo e adstringente.

CEREJA

Sabor: doce e ácido.

Efeito sobre os *doshas*: diminui *vata* e aumenta *kapha*; em excesso, pode aumentar *pitta*, sobretudo a cereja ácida.

Propriedades: purifica o sangue e faz bem para o coração.

LARANJA

Sabor: doce e ácido.

Efeito sobre os *doshas*: diminui *vata* e aumenta *kapha*. Normalmente reduz *pitta*, mas, em excesso ou se estiver muito ácida, agrava esse *dosha*.

Propriedades: estimulante, expectorante, refrescante; boa para problemas pulmonares e diabetes.

LIMÃO

Sabor: ácido e um pouco adstringente.

Efeito sobre os *doshas*: diminui *vata* (especialmente se combinado com sal) e em excesso pode aumentar *pitta*.

Propriedades: bom para queimaduras e insolações de verão e para diminuir a febre. Excelente para artrite, gota e nevralgia.

MAÇÃ

Sabor: doce e adstringente; às vezes apresenta também o sabor ácido.

Efeito sobre os *doshas*: diminui *pitta* e *kapha*; em excesso aumenta *vata*. Mas basta cozinhar a maçã para que ela se torne neutra e segura para *vata*, sobretudo se combinada com especiarias como canela. O tipo ácido é o melhor para *vata*. As sementes são tóxicas e não devem ser ingeridas.

Propriedades: boa para diarreia, hemorragia e úlceras intestinais. Ajuda a curar membranas mucosas feridas. Também ajuda a consolidar as fezes.

MAMÃO

Sabor: doce e levemente picante.

Efeito sobre os *doshas*: aumenta levemente *pitta* e *kapha*; diminui *vata*.

Propriedades: ajuda os órgãos digestivos e regula o metabolismo do açúcar.

MANGA

Sabor: doce e ácido.

Efeito sobre os *doshas*: diminui *vata* e *pitta*; aumenta *kapha*.

Propriedades: boa para digestão fraca; é revigorante e dá vitalidade.

MELANCIA

Sabor: doce.

Efeito sobre os *doshas*: diminui *pitta*; agrava *kapha* e *vata*.

Propriedades: neutraliza as insolações de verão; boa para combater estados febris.

MELÃO

Sabor: doce.

Efeito sobre os *doshas*: aumenta *kapha* e *vata*; diminui *pitta*.

Propriedades: é diurético e refrescante.

PERA

Sabor: doce.

Efeito sobre os *doshas*: diminui *pitta* e *vata*; aumenta *kapha*.

Propriedades: fortalece os pulmões, é boa para a tosse seca (sobretudo seu suco).

PÊSSEGO

Sabor: doce e ácido.

Efeito sobre os *doshas*: aumenta *kapha*; diminui *vata* e *pitta* (a não ser quando consumido em excesso, quando *pitta* é agravado). A nectarina é a versão mais indicada para ser consumida por *pitta*.

Propriedades: bom para febre e tosse. As folhas ajudam a aliviar náuseas e vômitos.

ROMÃ

Sabor: doce, adstringente e ácido.

Efeito sobre os *doshas*: equilibra os três *doshas*, e é excelente para equilibrar *pitta* elevado. Em excesso, pode aumentar *vata*.

Propriedades: é o melhor suco de fruta para auxiliar na produção do sangue. É preferível consumi-la como suco porque os grãos tornam a digestão lenta. Limpa a bile e o sangue, é boa para ajudar no tratamento de cálculos biliares, hiperacidez estomacal e febre.

TÂMARA

Sabor: doce.

Efeito sobre os *doshas*: aumenta *kapha*; diminui *pitta* e *vata* (exceto a versão seca, que agrava *vata*).

Propriedades: mais fortificante do que a maioria das frutas. Emoliente, laxativa, refrescante. Fortifica o sistema reprodutor de homens e mulheres. Ótima para ajudar a tratar crianças debilitadas, em convalescência de doenças pulmonares, febris ou asma. Combinada com amêndoas, torna-se um bom alimento tônico.

TANGERINA

Sabor: doce e ácido (é mais ácida do que a laranja).

Efeito sobre os *doshas*: diminui *vata* e aumenta *kapha* e *pitta*.

Propriedades: refrescante, expectorante, estimulante. A casca estimula o apetite, acalma o estômago, ajuda a evacuar muco, faz cessar vômitos e tosse.

UVA

Sabor: doce e ácido.

Efeito sobre os *doshas*: aumenta *kapha*; diminui *vata* e *pitta* (mas, se consumida em excesso, aumenta *pitta*).

Propriedades: diurética, laxativa, refrescante. Boa para anemia, hemorragia, doenças do coração; ajuda a tratar micção difícil, ardente e dolorosa. A variedade preta em particular ajuda na produção do sangue. O suco de uva é bom para febre, ajuda a neutralizar acidez estomacal e a regular o excesso de bile.

LEITE E DERIVADOS

GHEE

Sabor: doce, frio e com um efeito pós-digestivo doce.

Efeito sobre os *doshas*: diminui *pitta* e *vata* e aumenta moderadamente *kapha*.

Propriedades: tônico, emoliente e antiácido. O *ghee* é nutritivo, engorda e aumenta medula, sêmen e *ojas*, assim como a inteligência, o poder de visão e a voz. Ele fortalece o fígado, os rins e o cérebro. É o melhor tipo de gordura para o corpo e o melhor óleo para *pitta* e para o fígado. Ajuda a equilibrar todos os *agnis* ou fogos digestivos do corpo. Em algumas pessoas, o *ghee* promove uma limpeza profunda, pois elimina rapidamente as toxinas e o calor do corpo. É preferível não o ingerir diretamente. Externamente, é nutritivo para a pele e calmante para os olhos. É bom para a visão fraca, fotofobia e dores de cabeça fotofóbicas e condições inflamatórias dos olhos. Um pouco de *ghee* aplicado no nariz nutre o cérebro.

Combinações: o *ghee* é um bom óleo para cozinhar e não queima como a manteiga. As especiarias podem ser preparadas em *ghee* para fazer um curry. As especiarias fortificantes, como gengibre, cebola, alho e pimenta-longa (*pippali*), preparadas em *ghee* constituem um alimento muito rico, com propriedades nutritivas semelhantes às da carne. O *ghee* constitui também um bom tônico geral se forem tomadas uma ou duas colheres de chá misturadas com leite quente e especiarias como o gengibre e a canela. Dessa forma, é bom para problemas crônicos de pulmões e doenças desgastantes. Para algumas pessoas, o gosto do *ghee* é um tanto enjoativo, mas ele pode ser disfarçado se misturado com arroz ou legumes.

COTTAGE

Sabor: doce, frio e com efeito pós-digestivo doce.

Efeito sobre os *doshas*: diminui *pitta* e *vata* e aumenta *kapha*.

Propriedades: geralmente não é difícil de digerir.

IOGURTE

Sabor: doce e ácido, tem energia levemente quente e efeito pós-digestivo doce. Quanto mais ácido for, mais intensa é sua natureza quente.

Efeito sobre os *doshas*: embora seja ácido, pode nutrir os sete tecidos, incluindo o reprodutor, que as substâncias mais ácidas tendem a reduzir. O iogurte é nutritivo, estimulante e adstringente. Em pequena quantidade, ajuda na digestão dos outros alimentos, restabelece a flora positiva no corpo e pode ser bom para tratar diarreias. O iogurte é pesado, e em excesso pode causar obstipação ou obstruir os canais energéticos. Por esse motivo, é preferível consumi-lo com especiarias e em pequenas quantidades (a porção ideal é meio copo). Promove a manutenção do peso e a perda de gordura, mas os iogurtes com baixo teor de gordura têm esse efeito reduzido. O iogurte pode agravar as manifestações de sangue tóxico, como a acne ou as erupções cutâneas. O soro do iogurte é particularmente nutritivo e bom para anorexia, fraqueza, emagrecimento ou má absorção.

Propriedades: geralmente é preferível misturar o iogurte com água (em partes iguais) e um pouco de gengibre fresco, o que neutraliza as suas propriedades obstrutivas.

KEFIR

Sabor: é ácido, levemente quente e com efeito pós-digestivo ácido.

Efeito sobre os *doshas*: diminui *vata*, mas aumenta *pitta* e *kapha*.

Propriedades: situa-se entre o iogurte e o soro de leite coalhado em termos de qualidades, sendo mais leve que o primeiro e mais pesado que o último. Melhora a digestão e a absorção de nutrientes, por isso é bom para combater a falta de apetite e a anorexia (o *kefir* com frutas adoçado é menos eficiente para esse fim). Se contiver grande quantidade de açúcar, pode causar a formação de *ama*.

LEITE DE VACA

Sabor: doce, frio e com efeito pós-digestivo doce.

Efeito sobre os *doshas*: diminui *pitta* e *vata* e aumenta *kapha*.

Propriedades: é muito popular em diversas culturas, e pode ser consumido em maiores quantidades que todos os outros produtos lácteos. No entanto, é bastante úmido e pode diminuir o fogo digestivo. O leite é tônico, rejuvenescedor, nutritivo, afrodisíaco, calmante e laxativo. É particularmente nutritivo para o plasma e para a pele e, através deles, para todos os outros tecidos, sobretudo o reprodutor. É um bom tônico para os pulmões e o estômago e para problemas hemorrágicos nesses locais. O leite é bom para tosse e garganta seca, febre e sede. É um laxativo moderado, sobretudo se for tomado quente e com *ghee*, e é eficaz para a maioria dos tipos *pitta*. É um alimento excelente para as crianças, para os mais velhos em situação de fraqueza ou convalescência. O leite é altamente sáttvico e nutre o cérebro e os nervos. Ele fortifica mente, memória e *ojas*, aumenta o contentamento, favorecendo a concentração e a meditação. Ajuda a promover o sono, sobretudo se consumido quente e com plantas calmantes ou especiarias como a noz-moscada.

QUEIJO DE VACA

Sabor: doce, frio e com efeito pós-digestivo doce.

Efeito sobre os *doshas*: diminui *vata* e *pitta*, mas aumenta *kapha*.

Propriedades: promove fortemente a formação do muco e provoca congestão. Quanto mais salgado, mais tende a agravar *pitta*. O queijo tem uma natureza mais pesada e pode obstruir os canais. É nutritivo, adstringente e anti-hemorrágico, e bom para tratar a diarreia, embora possa causar prisão de ventre.

CARNES

FRANGO E PERU

Sabor: doce, levemente quente e com efeito pós-digestivo doce.

Efeito sobre os *doshas*: diminuem *vata*, mas aumentam *kapha* e *pitta*.

Propriedades: por serem as carnes mais secas e magras, são geralmente mais fáceis de digerir que as outras, além de agravarem menos *kapha*. São levemente afrodisíacas, melhoram a absorção de nutrientes e são boas para anorexia, fraqueza e convalescência, sobretudo em sopas.

PATO

Sabor: doce, levemente quente e com efeito pós-digestivo doce.

Efeito sobre os *doshas*: diminui *vata*, mas aumenta *pitta* e *kapha*.

Propriedades: mais pesada, nutritiva e mais difícil de digerir que a carne de frango ou a de peru.

VACA

Sabor: doce, levemente quente e com efeito pós-digestivo doce.

Efeito sobre os *doshas*: diminui *vata*, mas aumenta *pitta* e *kapha*.

Propriedades: é altamente nutritiva, dá força e energia e participa na construção do sangue e dos músculos. Assim como outras carnes vermelhas, ela agrava as condições de sangue tóxico. Reduz fortemente a compaixão e embrutece a mente. Visto que, no hinduísmo, a vaca é uma forma da Mãe Cósmica, comer carne de vaca é considerado uma forma de "crime" contra a natureza, como infligir o mal à sua própria mãe.

PEIXES E FRUTOS DO MAR

CAMARÃO

Sabor: doce, quente e com efeito pós-digestivo doce.

Efeito sobre os *doshas*: bom para *vata*; aumenta *pitta* e *kapha*.

Propriedades: afrodisíaco e fortificante para os rins.

CARANGUEJO

Sabor: doce, quente e com efeito pós-digestivo doce.

Efeito sobre os *doshas*: diminui *vata*, mas aumenta *pitta* e *kapha*.

Propriedades: é afrodisíaco, fortalece os rins e combate a impotência.

OSTRA

Sabor: doce e salgado.

Efeito sobre os *doshas*: bom para *vata* e *kapha*; aumenta *pitta*.

Propriedades: é considerada afrodisíaca e aumenta o tecido reprodutor (sêmen ou *shukra*). É particularmente kaphogênica.

PEIXE DE ÁGUA DOCE

Sabor: doce e salgado.

Efeito sobre os *doshas*: o peixe de água doce é menos salgado e, assim, melhor para *pitta* e *kapha*.

Propriedades: a truta é geralmente um dos mais fáceis de digerir.

PEIXE MARINHO

Sabor: geralmente doce e salgado, levemente quente e com efeito pós--digestivo doce.

Efeito sobre os *doshas*: diminui *vata*, mas aumenta *pitta* e *kapha*.

Propriedades: forma o plasma, é tônico, rejuvenescedor e laxativo, contém óleos que nutrem *vata*, bom para o fígado, pele e olhos, fortifica o coração, reduz colesterol e arteriosclerose.

As informações deste apêndice foram retiradas da apostila do curso de formação de terapeutas ayurvédicos do dr. José Ruguê Ribeiro Jr.

TIPOGRAFIA Adriane por Marconi Lima
DIAGRAMAÇÃO Osmane Garcia Filho
PAPEL Pólen Soft
IMPRESSÃO Gráfica Bartira, junho de 2015

FSC
www.fsc.org
MISTO
Papel produzido a partir de fontes responsáveis
FSC® C105484

A marca FSC® é a garantia de que a madeira utilizada na fabricação do papel deste livro provém de florestas que foram gerenciadas de maneira ambientalmente correta, socialmente justa e economicamente viável, além de outras fontes de origem controlada.